Rheuma Kochbuch

130 Rezepte zur Minderung und Vorbeugung bei rheumatischen Beschwerden. Inkl. Ratgeberteil und Nährwertangaben.

Gertrud Malter

Inhaltsverzeichnis

Vorwort

In diesem Buch werden Sie eine ausführliche Übersicht zum Thema Rheuma und dem Verhältnis von Rheuma und der richtigen Ernährung finden. Dabei geht es zunächst um das Krankheitsbild bzw. um die Definition: Was ist eigentlich Rheuma? Mit welchen Symptomen haben Betroffene zu kämpfen? Und was sind die Ursachen zur Entstehung von Rheuma? Bei dieser Krankheit ist es besonders wichtig, herauszustellen, dass es verschiedene Formen gibt. Um seine Ernährung zu optimieren, muss man sich im Klaren darüber sein, welche Form von Rheuma vorliegt und ebenfalls, welche Behandlungsmöglichkeiten erstrebenswert sind, damit eine bewusste Ernährung den Heilungsprozess gezielt unterstützen kann.

Selbstverständlich kann Ernährung per se die Krankheit nur bedingt behandeln. Es ist dennoch erstaunlich zu beobachten, wie man dem Körper mit der Zugabe der richtigen Nahrung und dem Vermeiden bestimmter Lebensmittel eine großartige Unterstützung geben kann. Mit diesem Buch lernen Sie die Basics zum Thema Ernährung bei Rheuma und wie Ihnen die richtige Auswahl an Lebensmitteln und Rezepten helfen kann, schmerzfreier Ihren Alltag zu bewältigen! Egal, ob zum Frühstück, Mittagessen, Abendbrot, als Dessert oder zwischendurch als Snack: Bewusstsein und Achtsamkeit sind der erste Schritt, um die Symptome zu mildern und langfristig, trotz Rheuma, einen entspannten Alltag ohne Verzicht führen zu können.

Stöbern Sie doch einfach einmal in den Rezepten, probieren Sie sich aus, verfeinern Sie Speisen nach Ihrem Geschmack und entwickeln Sie Ihre ganz persönlichen Lieblingsgerichte.

Krankheit Rheuma

Rheuma ist eine Krankheit, die fälschlicherweise häufig mit hohem Alter verbunden wird. Tatsächlich leidet ein Viertel der deutschen Bevölkerung an rheumatisch bedingten Funktionseinschränkungen, darunter sogar 20.000 Kinder. Im Jahr 2014 hatten circa 10 Millionen Erkrankte eine klinisch, behandlungsbedürftig, chronische Erkrankung des Stütz- und Bewegungsapparates. Mit knapp sieben Millionen Betroffenen sind schwere chronische Rückenschmerzen eines der häufigsten Symptome, dies ist jedoch abhängig von der genauen Form der Erkrankung. Das Risiko, im Laufe seines Lebens an Rheuma zu erkranken, liegt laut einer amerikanischen Studie bei etwa 5 % für Männer und bis zu 8 % für Frauen[1].

Definition

Der Ausdruck "Rheuma" steht stellvertretend für schmerzhafte Leiden am Bewegungsapparat. Der Bewegungsapparat umfasst in diesem Fall Muskeln, Gelenke, Sehnen, Bänder und Schleimbeutel. Man kann demnach sagen, dass Rheuma keine eigene Krankheit ist, sondern ein Oberbegriff für eine große Zahl von chronischen Erkrankungen. Um unter den Begriff "Rheuma" zu fallen, ist die Ursache prinzipiell irrelevant, häufig lässt sie sich jedoch auf Entzündungen zurückführen. Dazu finden Sie im Kapitel "Ursachen" ausgiebigere Informationen.

Die Ethymologie des Wortes Rheuma lässt sich ins Griechische zurückführen. "Rheuma" bedeutet dabei "fließen". In der Antike glaubte man, dass die Schmerzen ausgelöst werden durch eine Art von Schleim, der vom Kopf aus in die Extremitäten fließt und schmerzhafte Krankheiten auslöst. Heute wissen wir, dass das nicht die Ursache für Rheuma ist, dennoch macht der Name bis heute Sinn, da Rheuma tatsächlich einen "fließenden" Charakter haben kann. Die Schmerzen können ausstrahlend wirken und von einem Gelenk ins nächste ziehen.

Formen von Rheuma

Rheuma kann verschieden Auswirkungen und Intensitäten annehmen und tatsächlich in unterschiedliche Krankheiten differenziert werden. Schon früh ließ sich die Gicht von anderen rheumatischen Krankheiten unterscheiden, bis heute wurde jedoch ein ganzes System entwickelt, um Rheuma zu differenzieren und einzuordnen: Der rheumatische Formenkreis. Er besteht aus vier Hauptgruppen und vielen Untergruppen mit einzelnen Krankheiten. Im Folgenden werden die vier Hauptgruppen und einige besonders häufig auftretende Erkrankungen dieser Untergruppen näher erläutert.

Entzündlich-rheumatischen Erkrankungen

Bei Rheuma der Hauptgruppe "entzündlich-rheumatische Erkrankungen" handelt es sich um eine Form, die den ganzen Körper betrifft und als Systemerkrankung klassifiziert werden kann. Neben Gelenk- und/oder Muskelschmerzen empfinden die Betroffenen häufig eine allgemeine Leistungsreduktion und fühlen sich schwach. In diesem Fall kann Rheuma häufig sogar durch ein Blutbild nachgewiesen werden, da die Betroffenen meist nachweisbar hohe Entzündungswerte haben.

Die bekannteste Krankheit innerhalb dieser Gruppe ist die *chronische Polyarthritis*, auch rheumatoide Arthritis genannt, die durch Rheumafaktor und CCP-Antikörper nachweisbar wird.

Eine weitere wichtige Untergruppe innerhalb der entzündlich-rheumatischen Erkrankungen sind die *Spondyloarthritiden*. Im Gegensatz zur chronischen Polyarthritis ist der Rheumafaktor bei diesen Krankheiten oft nicht nachweisbar, dennoch betrifft diese Erkrankung meist die Gelenke und die Wirbelsäule in ihrer Gesamtheit. Zu den Spondylarthritiden gehören *Spondylitis anylosans* sowie *Psoriatsis-Arthritis*, die häufig im Zusammenhang mit Schuppenflechte auftritt. Gelenkentzündungen, die gemeinsam mit chronisch bedingten Darmentzündungen erscheinen, wie beispielsweise *Colitis ulcerosa* und auch *Morbus Crohn*, gehören ebenfalls zu dieser Untergruppe.

Wie schon im Vorwort erwähnt, wird Rheuma irrtümlicherweise häufig ausschließlich mit altersbedingten Beschwerden verbunden. Gerade innerhalb der Gruppe der entzündlich-rheumatischen Erkrankungen wird deutlich, dass dies nicht der Fall ist. Die *Juvenile idiopathische Arthritis* ist eine Form entzündlicher Gelenkerkrankungen im Jugend- und Kindesalter, die wiederum in sieben Formen unterteilt werden kann. Eine systemische Arthritis beginnt oft mit Fieber und weist eine Beteiligung der Organe auf. Zudem gibt es eine *Polyarthritis* mit, aber auch ohne Nachweis eines Rheumafaktors, und eine *Oligoarthrits,* also den Befall weniger Gelenke durch eine Arthritis. Die *Psoriasisarthritis* und die *Enthesitis-assoziierte Arthritis* fallen ebenfalls in diese Klassifizierung. Neben diesen Formen gibt es jedoch weitere, die nicht genau definiert werden können und als *nicht klar zuordenbare juvenile Gelenkentzündungen* in die Gruppe der undifferenzierten Arthritis fallen.

Neben den schon genannten Rheuma-Erkrankungen fallen auch Bindegewebserkrankungen, sogenannte *Kollagenosen*, sowie Gefäßentzündungen, *Vaskulitide,* in die Gruppe entzündlich-rheumatischer Erkrankungen. Bei beiden Erkrankungsgruppen gilt, dass auch innere Organe und Gefäße von der Krankheit angegriffen werden und zu schweren bis hin zu tödlichen Krankheitsverläufen führen können. Zu den betroffenen Organen gehören Haut, Nervensystem, blutbildende Organe, Nieren und Herz. Die bekanntesten Bindegewebserkrankungen sind *systemische Lupus erythematodes,* kurz SLE, *Systemische Sklerose* und *Dermatomyositis*. Dazu kommen Mischerkrankungen, bei denen nicht klar zugeordnet werden kann, welche Krankheit vorliegt, da Krankheitsbilder unterschiedlicher Krankheiten auftreten. Beispiele für diese Mischerkrankungen sind das Sharp-Syndrom oder auch das Sjörgen-Syndrom, bei dem ein herausstechendes Merkmal Trockenheit in Augen und Mund ist.

Degenerative Gelenk- und Wirbelsäulenerkrankungen

Die Degenerativen Gelenk- und Wirbelsäulenerkrankungen sind Formen von Arthrosen. Dabei wird der Gelenkknorpel beschädigt. Oft geschieht dies im Knie oder im Hüftgelenk. Ursache können dabei Veränderungen durch zunehmendes Alter oder Vorschäden sein. Dadurch kommt es zu Schmerzen bei Bewegung, zu Mobilitätseinschränkungen oder zu lokalen Gelenkentzündungen. Zu dieser Knorpelzerstörung kann es unter anderem durch eine genetisch zu flach ausgebildete Hüftpfanne, durch einen Bruch, eine Fehlstellung, durch übermäßige Belastung des Gelenks durch Leistungssport oder durch ein, ebenfalls genetisch bedingtes, Defizit im Knorpelstoffwechsel kommen. Durch eine Fehlstellung oder Überbelastung der Wirbelsäule kann es außerdem zu einem vorzeitigen Verschleiß der Bandscheiben kommen, wodurch Arthrosen in den kleinen Wirbelgelenken und damit verbunden starke Schmerzen entstehen. Einfache Ansätze zur Therapierung dieser Beschwerden sind die Einnahme von schmerzlindernden Medikamenten und gezieltes Training der Rücken- und Bauchmuskulatur.

Weichteilrheumatismus

Bei den weichteilrheumatischen Erkrankungen handelt es sich um eine rheumatische Form ohne entzündlichen Verlauf. Da faktisch jeder Mensch im Laufe seines Lebens unter weichteilrheumatischen Beschwerden leidet, handelt es sich hierbei um die weitverbreitetste Gruppe. Zu weichteilrheumatischen Beschwerden kommt es durch eine Überlastung der Muskeln, durch eine Reizung der Sehnen oder durch eine Reizung anderer Weichteilgeweben, wie beispielsweise der Bänder. Da Weichteilgewebe nur verletzt und nicht zerstört werden kann, wird Weichteilrheumatismus auch als Funktionsstörung eingeordnet.

Weichteilrheumatismus entsteht auffällig oft in Zusammenhang mit einer körperlichen oder auch psychischen Überforderung. In der Regel ist nur eine gezielte Körperregion betroffen. Allzu gut bekannte Beispiele für Weichteilrheumatismus sind der Tennisellbogen, eine schmerzende Schulter, nachdem man falsch gelegen hat, ein steifer Nacken oder Rückenschmerzen nach langem Sitzen am Schreibtisch.

Eine besondere Form des Weichteilrheumatismus ist das sogenannte *Fibromylagie-Syndrom,* eine chronische Schmerzerkrankung. Dabei sind diverse Gelenke, aber auch Wirbel betroffen und schmerzen, einhergehend mit weiteren Symptomen wie Kopfschmerzen und Migräne, ständigem Harndrang, Bauchschmerzen, Verstopfung oder Durchfall.

Stoffwechselerkrankungen mit rheumatischen Beschwerden (pararheumatische Erkrankungen)

Die vierte Hauptgruppe rheumatischer Erkrankungen umfasst Folgen von Krankheiten, die ursprünglich außerhalb der Bewegungsorgane auftreten. Dazu gehören zu einem großen Teil Stoffwechselerkrankungen. Als Beispiel hierfür lässt sich die *Osteoporose* nennen, der Knochenverlust. Die Knochen werden bei einer Osteoporose aufgrund Calciummangels dünner und poröser, was sie anfällig für Frakturen macht. Die dabei meist gefürchtete Komplikation ist die Beschädigung der Wirbel bis hin zum Zerfall, wodurch starke Rückenschmerzen und Einschränkungen in der Mobilität entstehen.

Auch Gicht gehört zu den pararheumatischen Erkrankungen durch eine Störung im Harnsäurestoffwechsel. Durch diese Störung ist zu viel Harnsäure im Blut vorhanden, wodurch sich Harnsäurekristalle innerhalb der Gelenke anreichern können, die dann in einer Gelenkentzündung, dem sogenannten Gichtanfall, resultieren.

Ursachen und Entstehung

Wie schon erläutert, kann kein einheitlicher Auslöser für Rheuma definiert werden, da Rheuma ein Oberbegriff für eine Vielzahl von Krankheiten ist. Der Auslöser spezifischer Krankheiten wurde im vorangehenden Kapitel bereits erläutert, dennoch folgt nun eine generalisierte Zusammenfassung potenzieller Auslöser für Rheuma.

Ursachen entzündlich-rheumatischer Erkrankungen

Bei entzündlich-rheumatischen Erkrankungen werden gerade Autoimmunerkrankungen verdächtigt, Rheuma auszulösen. Durch ein geschädigtes Immunsystem kommt es zu einer leichten Entzündlichkeit, beispielsweise an der Innenhaut von Gelenken, Sehnenscheiden oder Schleimbeuteln, die dann in Krankheiten, wie der rheumatoiden Arthritis, resultieren. Es konnte wissenschaftlich belegt werden, dass eine Schädigung in den autoimmunen Prozessen des Körpers direkt mit der Entstehung von Entzündungen in Gelenken zusammenhängen kann.

Gesunde Immunsysteme können körperfremde, schädliche Substanzen bekämpfen. Geschädigte Immunsysteme hingegen missinterpretieren Substanzen, wodurch die eigene körperliche Abwehr aus dem Gleichgewicht gebracht wird: Anstelle der schädlichen, fremden Substanzen werden körpereigene Stoffe bekämpft und es kommt zu Entzündungen. Die non-funktionalen Immunzellen werden innerhalb der Gelenke vermehrt, wodurch die Gelenkinnenhaut zu paranormalem Wachstum angeregt wird, sodass die schützenden Elemente des Gelenks, also Knorpel, Bänder und Knochen, nach und nach zerstört werden. Innerhalb der Forschung konnten die zugrunde liegenden Ursachen für die Entstehung entzündlich-rheumatischer Erkrankungen bis heute nicht abschließend geklärt werden. Naheliegend sind aber vererbliche Veranlagungen sowie Einflüsse aus der Umwelt, was sowohl Rauchen oder eine unausgewogene Ernährung als auch Feinstaub, impliziert. Andere Ansätze überprüfen den Zusammenhang zwischen psychischer Überlastung und Rheuma.

Ursachen degenerativer Gelenk- und Wirbelsäulenerkrankungen

Zu degenerativen Gelenk- und Wirbelsäulenerkrankungen kommt es grundsätzlich durch Gelenkverschleiß. Ursache dafür ist in den meisten Fällen Übergewicht, ein Mangel an Bewegung, eine falsche oder zu große Belastung, aber auch die wachsende Lebenserwartung, für die die Knochen und Gelenke noch nicht ausreichend entwickelt sind.

Gerade bei der weit verbreitetsten Form degenerativer Rheuma-Erkrankungen, der Arthrose, führt in der Regel ein ungesunder Lebensstil in Verbindung mit einer genetischen Veranlagung zur Begünstigung der Entstehung des Gelenkverschleißes.

Ursachen von Stoffwechselerkrankungen mit rheumatischen Beschwerden

Wie schon zuvor genannt, gehören zu den Stoffwechselerkrankungen mit rheumatischen Beschwerden, vor allem Osteoporose und Gicht. Gicht entsteht durch einen gestörten Harnsäurestoffwechsel. Ursache dafür ist eine erblich bedingte oder durch einen ungesunden Lebensstil erzeugte Nierenfunktionsstörung.

Zu Osteoporose kommt es unter anderem aufgrund einer Hormonstörung, falscher Ernährung mit starkem Kalziummangel sowie durch fehlende Bewegung im Alltag.

Ursachen von Weichteilrheumatismus

Da Weichteilrheumatismus sich durch eine Vielzahl von Symptomen äußern kann und diverse Krankheiten umfasst, sind auch die Ursachen sehr unterschiedlich, wobei oftmals auch unterschiedliche Faktoren zusammenspielen. Wiederkehrende und anhaltende Beschwerden werden oftmals ausgelöst durch Fehlbelastung beziehungsweise Überbelastung der Gelenke, Knochen und Muskeln.

Zudem kann Weichteilrheumatismus auch ausgelöst werden durch Verletzungen, beispielsweise nach ärztlichen Behandlungen wie Operationen oder Injektionen. Eine Entzündung des Unterhautfettgewebes, die sogenannte Pannikulitis, tritt beispielsweise traumatisch auf, ebenso eine Schultersteife nach Operationen.

Grundsätzlich kann Weichteilrheumatismus auch durch andere entzündlich-rheumatische Krankheiten entstehen. Bei der Polymyalgia kommt es zum Beispiel häufig zu extremen Muskelschmerzen. Dem zugrunde liegt jedoch eine Gefäßentzündung, wodurch sich Unterhautfettgewebe entzünden kann, was dann wiederum zu Weichteilrheumatismus führen kann.

Symptome

Da bereits ausgiebig erläutert wurde, dass es sich bei Rheuma um einen Oberbegriff verschiedenster Krankheiten handelt, dürfte auch deutlich geworden sein, dass Rheuma sich durch eine Vielzahl von Symptomen äußern kann. Hier finden Sie eine knappe Auflistung möglicher Symptome, die im Zusammenhang mit Rheuma auftreten können:

- Tageszeitlich bedingtes Auftreten von Gelenkschmerzen (z.B. nachts, nach längeren Ruhe-/Schlafphasen).
- Schubartiges Auftreten von Gelenkschmerzen, in zeitlich differenzierbaren Intervallen.
- Gelenke fühlen sich am Morgen für mehr als 30 Minuten verhärtet und starr an.
- Schmerzende Veränderungen im Bewegungsapparat, oftmals steigernd über Jahre hinweg.
- Auftreten von Schmerzen nach Unfall oder ärztlichen Eingriffen (Trauma).
- Auftreten von Schmerzen im Zusammenhang mit Übergewicht, Fehl-/Überbelastung.
- Belastungsabhängige Schmerzen.
- Schmerzen und Steifheit von Gelenken werden durch Bewegung weniger.

Behandlungsmöglichkeiten

Bei rheumatischen Erkrankungen stehen starke Schmerzen und belastende Bewegungseinschränkungen im Fokus. Ärzte haben bei der Therapierung von Rheuma dadurch drei Hauptziele, nach denen sie verfahren:

1. Schmerzen des Patienten sollen zunächst effektiv gelindert werden.
2. Die Entzündung, die die Schmerzen ausgelöst hat, soll gelindert werden, bis zur Verheilung.
3. Die Gelenkzerstörung, die in Folge der rheumatischen Erkrankung auftritt, soll gestoppt werden.

Es gilt demnach, Ursache, Symptome und Folgen gleichermaßen zu behandeln. Durch die Vielzahl rheumatischer Krankheiten und den individuellen Verläufen je nach Patienten, muss für jede Rheuma-Erkrankung jedes Patienten eine eigens abgestimmte Therapie entwickelt und umgesetzt werden. Zugrunde liegt dabei ein Stufenplan der Weltgesundheitsorganisation (WHO). Wann und wie die jeweiligen Stufen angewendet werden, hängt von Krankheitsstadium und -verlauf ab.

Die Medikamentierung und die Therapie von Rheuma können unterschieden werden in symptomatische Therapeutika, bei der Entzündungshemmung und Schmerzlinderung im Mittelpunkt steht sowie in Basistherapeutika für die Langzeittherapie. Bei den Basistherapeutika handelt es sich um Medikamente, die krankheitsmodulierende Effekte erzielen sollen. Symptomatische Therapeutika lassen sich wiederum differenzieren in kortisonhaltige und nicht-kortisonhaltige Medikamente. Symptomatische Therapie und Basistherapie können nicht nur nacheinander erfolgen, sondern auch von Anfang an miteinander verknüpft werden.

Behandelt man bereits im Anfangsstadium einer rheumatischen Krankheit und gerade bei milden Verläufen, so werden nicht-steroidale Antirheumatika, "NSAR", kortisonfreie Medikamente, wie Diclofenac und Ibuprofen, verabreicht. Dadurch wird die Entzündung gehemmt und Schmerzen werden gelindert. Nebenwirkungen dieser Behandlung sind jedoch eine angegriffene Schleimhaut, insbesondere in Magen und Darm. Manchmal kommt es dadurch zu Geschwüren oder Durchbrüchen. Dies geschieht dadurch, dass NSAR-Medikamente die Enzyme COX-1 und COX-2 hemmen. Sie gehören zu den Cyclooxygenasen. COX-2 ist entzündungsfördernd und muss dementsprechend behindert werden. COX-1 hingegen dient zum Schutz der Magenschleimhaut.

Neuere Antirheumatika hemmen differenziert nur das COX-2 Enzym, sodass nur die entzündungsfördernden Enzyme geblockt werden. Dadurch, dass die Wirkung des COX-1 nicht unterbunden wird, bleibt der Schutz der Magenschleimhaut gewährleistet und unangenehme Nebenwirkungen können verhindert werden, was zunächst eine vielversprechende Alternative zu sein schien. Ein bekanntes Beispiel, der COX-2-Hemmer "Vioxx", wurde jedoch 2004 wieder dem Markt entzogen, nachdem Langzeit-Studien ein gesteigertes Risiko für Herzinfarkte und Schlaganfälle nachweisen konnten.

Obgleich viele andere Nebenwirkungen reduziert und ausgeschaltet werden konnten, kommt es immer noch gegebenenfalls zu Hautirritationen, Migräne, Konzentrationsstörungen, Schwindel oder zu psychischen Krankheiten, wie Depressionen. Arzt und Patient müssen daher engmaschige Kontrollen durchführen, in guter Zusammenarbeit stehen und das Risiko genauestens miteinander abwägen.

Um Entzündungsschübe effektiv zu behandeln, ist die verbreitetste Möglichkeit die Einnahme von Kortison. Die Wirkung setzt innerhalb weniger Stunden ein. Kortison lässt sich in Form von Tabletten einnehmen oder aber direkt in die betroffenen Gelenke injizieren, wodurch es direkt an lokalen betroffenen Stellen wirken kann, ohne dass der restliche Körper beansprucht wird.

Zur Behandlung einer rheumatoiden Arthritis werden langanhaltend wirkende antirheumatische Medikamente gegeben. Durch diese Basistherapie werden Beschwerden nicht sofort, sondern erst nach einigen Wochen gelindert. Positiv ist hierbei jedoch die Langzeitwirkung, die über die Einnahme des Medikaments hinausgeht. Dies gelingt durch eine Hemmung der Entzündungsaktivität und ein Aufhalten der Zerstörung von Knorpel und Knochen.

Zu den Basistherapeutika zählen Methotrexat, Chloroquin, Sulfasalazin, Leflunomid, Goldsalze und Ciclosporin. Dadurch, dass diese Medikamente jedoch Immunsuppressiva sind, werden die Abwehrkräfte generell geschwächt und das Infektionsrisiko der Patienten ist höher. Auch hier gilt dementsprechend ein verantwortungsbewusstes Abwägen der Risiken und eine enge Kooperation zwischen Arzt und Patient.

Wie kann man die Knorpelzerstörung aufhalten?

Erst vor kurzem wurden die Behandlungsmethoden von Rheuma durch die Gruppe der Biologika ergänzt. Biologika entstehen aus gentechnisch erzeugten Eiweißen, die entzündungsfördernde Stoffe ausschalten und dadurch in den Regulationsmechanismus des körpereigenen Immunsystems eingreifen.

Durch Studien konnte nachgewiesen werden, dass der Gelenkzerstörung durch Biologika entgegengewirkt werden kann, bis hin zum kompletten Aufhalten. Da sie sehr schnell wirken, sind viele Betroffene bereits nach wenigen Tagen schmerzfrei. Zudem konnten schwerwiegende Nebenwirkungen ausgeschlossen werden.

Es ist jedoch nennenswert, dass sich das Risiko einer Infektion, einer Herzschwäche sowie einer Autoimmunreaktion bedingt durch Basistherapeutika verdoppelt, wenn zeitgleich Biologika eingenommen werden.

Welche Ernährung ist wichtig bei Rheuma?

Bei rheumatischen Erkrankungen ist es wichtig, sich von entzündungshemmenden Lebensmitteln zu ernähren. Im Körper wird der entzündungsfördernde Stoff Eicosanoid aus Arachidonsäure gewonnen. Arachidonsäure gehört zu den Omega-6-Fettsäuren und findet sich hauptsächlich in tierischen Lebensmitteln. Eine gewöhnliche Mischkost enthält relativ große Mengen an Arachidonsäuren, weshalb eine "rheumafreundliche Ernährung" auf ein Minimum an Arachidonsäure reduziert werden sollte.

In der folgenden Tabelle findet sich eine Übersicht verschiedener Lebensmittel mit dem Arachidon-Wert in Milligramm auf 100 Gramm des jeweiligen Lebensmittels.

Lebensmittel	Arachidonsäure-Gehalt (mg) pro 100 g
Hühnerragout	400
Suppenhuhn	730

Brathähnchen	230
Croissant	1070
Schweineleber	520
Kalbskotelett	320
Schweinegulasch	230
Kalbfleisch	220
Chickenburger	180
Schweineschmalz	1700
Aal	150
Labskaus	50
Schweinshaxe	50
Omelett	60
Gyros	50
Rindfleisch	40
Bauernbratwurst	190
Eigelb	200
Ei	60
Landjäger	100
Milch, 1,5 % Fett	10
Sülze	40

Die grundlegende Ernährung bei Rheuma sollte aus Gemüse, Eiweiß und pflanzlichen Ölen bestehen. Nüsse, Hülsenfrüchte, Leinsamenöl, Weizenkeimöl, oder Ähnliches sollten also grundsätzliche Bestandteile darstellen. Auch Olivenöl und Obstsorten mit relativ geringem Fructosegehalt dürfen und sollten bedenkenlos ihren Platz in der alltäglichen Ernährung gefunden haben. In Gemüse, Kräutern und vielen frischen Gewürzen finden sich sogenannte Antioxidantien. Diese können Schübe mildern und somit Schmerzen vorbeugen, beziehungsweise hemmen. Neben Antioxidantien haben auch Omega-3-Fettsäuren eine antientzündliche Wirkung. Die Omega-3-Fettsäuren ALA, EPA und DHA finden sich in Leinöl, aber auch in Seefischen wie Hering, Lachs, Makrele, oder in Ölen wir Krillöl oder Algenöl. Algenöl wird üblicherweise durch andere Produkte zu sich genommen und nicht pur konsumiert/gekauft. Produkte, die Algenöl enthalten, sind wie folgt gekennzeichnet: "Enthält DHA-reiches Öl aus der Mikroalge *Schizochytrium sp.*".

Einfache Beispiele für eine Rheuma-freundliche Ernährung sind ein Frühstück aus Quark mit Früchten, ein paar Leinsamen und/oder ein Vollkornbrot mit Frischkäse und Rohkost, alternativ ein grüner Smoothie. Zum Mittagessen eignet sich eine geläufige Mischkost wie Dinkelnudeln oder Vollkornreis mit Gemüse, zum Abendessen eine Gemüsesuppe oder gedünsteter Fisch mit Gemüse.

Zusätzlich kann regelmäßiges, kontrolliertes Fasten helfen. Durch eine Saft- oder Smoothie-Kur lässt sich einfach ein Fasten-Tag pro Woche einführen, an dem keine feste Nahrung verzehrt wird. Stattdessen kann man einen Quark und zwei Smoothies pro Tag als Mahlzeitersatz verzehren. Möchte man trotzdem viele Vitamine und Vitalstoffe zu sich nehmen, so kann man Smoothies mit Matcha-Tee-Pulver anreichern. Möchte man länger als 24 Stunden fasten, so sollte dies unbedingt unter Absprache mit einem Arzt und unter dessen Aufsicht geschehen, da sonst gegenteilige Effekte eintreten können.

Zudem ist eine regelmäßige Zufuhr von ausreichend Vitaminen extrem wichtig. Die Vitamine helfen, entzündungsfördernde Stoffe zu hemmen, und können so die Therapie positiv unterstützen. Oft fehlt es Rheumatikern an Vitamin B, oftmals B1 und B6, sowie Vitamin E, Kupfer, Magnesium und Selen. Kupfer, Magnesium und Selen sind Mineralstoffe, die aber ähnlich wichtig und funktional sind wie Vitamine. Folgende Lebensmittel sind wichtige Vertreter der jeweiligen Vitamine/ Mineralstoffe:

Vitamin A: Leber, Karotte, Grünkohl, Aprikosen

Vitamin C: Sanddornbeeren, Zitrusfrüchte, Paprika, Brokkoli

Vitamin E: Sonnenblumenöl, Walnussöl, Sojaöl, Maiskeimöl

Selen: Fisch, Nüsse, Fleisch, Leber

Mineralstoffe: Grüner Tee, Nüsse, Weizenkeime, Vollkorngetreide, Cashewkerne, Linsen

Liste der empfohlenen Lebensmittel

Auf Grundlage der zuvor erläuterten Hinweise zur hilfreichen Ernährung bei Rheuma finden Sie nun eine Liste mit hoch empfehlenswerten Lebensmitteln. Im folgenden Kapitel befindet sich eine Liste mit Lebensmitteln, die einen negativen Effekt auf rheumatische Erkrankungen haben können.

Algenöl, Aprikosen, Artischocke

Bleichsellerie, Blumenkohl, Brokkoli, Brombeeren

Cashewkerne, Chicorée

Eigelb, Emmentaler, Erdbeeren

Feldsalat, Fenchel, Fisch, Fleisch

Gouda, Grapefruit, Granatapfel, Grüner Tee, Grünkohl

Hering, Heidelbeeren, Himbeeren, Holunderbeeren, Hülsenfrüchte, Hummer

Johannisbeeren

Kaki, Karotte, Käse, Kiwi, Kohlrabi, Krillöl, Kürbis

Lachs, Leber, Leinsamenöl, Linsen

Macadamianüsse, Mandeln, Maiskeimöl, Makrele, Mango, Mangold, Möhre

Nüsse

Olivenöl, Orange

Paprika, Paranüsse, Pekannüsse, Pinienkerne, Pistazien

Rosenkohl, Rotkohl

Quark

Sanddornbeeren, Sardinen, Sonnenblumenkerne, Schwarzwurzel, Sojaöl, Sonnenblumenöl

Spargel, Spinat, Steinpilze , Süßkartoffel

Thunfisch

Vollkorngetreide

Walnussöl, Weißkohl, Weizenkeimöl

Zitrusfrüchte, Zuckermelone

Liste der zu meidenden Lebensmittel

Aal

Butter

Felchen

Fleisch

Hecht

Karpfen

Sahne

Wurst

Auch wenn Fisch hohe Arachidonsäurewerte hat, ist er (bis auf die hier genannten Arten) wegen eines hohen Omega-3-Fettsäuregehalts sehr zu empfehlen.

Frühstück

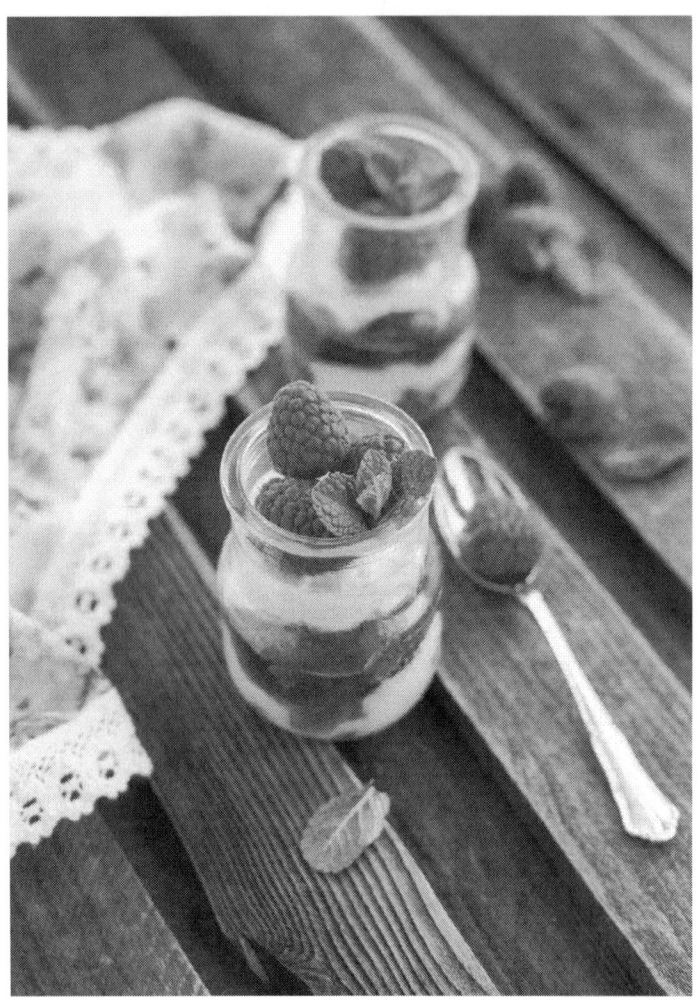

Frühstücksquark mit Früchten

Nährwerte: 407 kcal, 16 g Eiweiß, 31 g Kohlenhydrate, 24 g Fett

Zutaten für 2 Portionen:

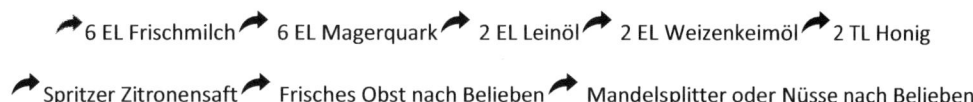

6 EL Frischmilch 6 EL Magerquark 2 EL Leinöl 2 EL Weizenkeimöl 2 TL Honig

Spritzer Zitronensaft Frisches Obst nach Belieben Mandelsplitter oder Nüsse nach Belieben

Zubereitung:

Die Zutaten gemeinsam mit den gewaschenen Früchten in den Mixer geben, mixen und in eine Schüssel füllen. Danach ganz nach eigenem Geschmack mit gehackten Nüssen oder Mandelsplittern sowie ein wenig Honig bestreuen und verzehren.

Papaya in Birchermüsli

Nährwerte pro Portion: 420 kcal, 15 g Eiweiß, 11 g Fett, 59 g Kohlenhydrate

Zutaten für 1 Person:

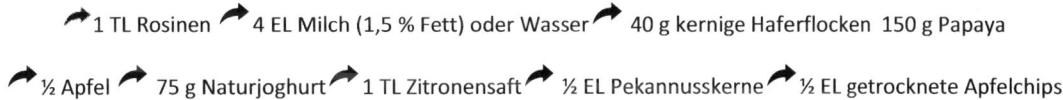

1 TL Rosinen 4 EL Milch (1,5 % Fett) oder Wasser 40 g kernige Haferflocken 150 g Papaya

½ Apfel 75 g Naturjoghurt 1 TL Zitronensaft ½ EL Pekannusskerne ½ EL getrocknete Apfelchips

Zubereitung:

Die Haferflocken und Rosinen am Vorabend in die Milch geben, abdecken und für bis zu 12 Stunden im Kühlschrank ziehen lassen.

Vor dem Verzehr die Papaya und den Apfel in mundgerechte Würfel schneiden und zusammen mit dem Joghurt unter den Haferflockenmix rühren.

Zum Schluss nur noch mit dem Zitronensaft abschmecken.

Skyr mit Beerentopping und Vollkornstreusel

Nährwerte: 1205 kcal, 135 g Kohlenhydrate, 320 g Eiweiß, 60 g Fett

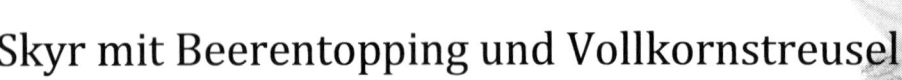

Zutaten für 2 Portionen:

Für die Streusel:

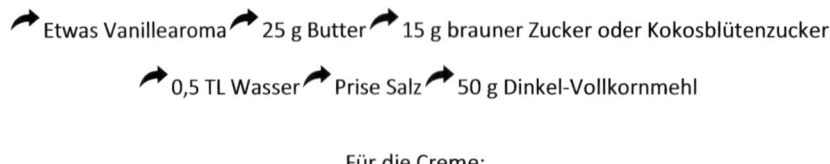

Etwas Vanillearoma → 25 g Butter → 15 g brauner Zucker oder Kokosblütenzucker

0,5 TL Wasser → Prise Salz → 50 g Dinkel-Vollkornmehl

Für die Creme:

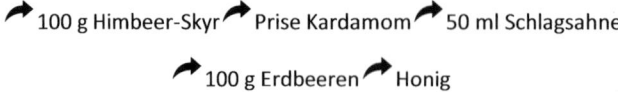

100 g Himbeer-Skyr → Prise Kardamom → 50 ml Schlagsahne

100 g Erdbeeren → Honig

Zubereitung:

Zucker, Salz, Wasser, Mehl, Vanillearoma und Butter miteinander vermengen. Backblech mit Backpapier auslegen und die Streusel darauf geben, sodass sie gleichmäßig verteilt sind. Alles zusammen bei 180 Grad Ober- und Unterhitze für 10-15 Minuten goldbraun werden lassen. Nun den Kardamom in den Skyr geben und gut vermengen. Die Sahne steif schlagen und ebenfalls in den Skyr rühren. Erdbeeren in kleine Stücke schneiden und dann abwechselnd Schichten aus Skyr-Creme, Erdbeeren und Streuseln in den Gläsern verteilen. Dies solange wiederholen, bis die Gläser gefüllt sind. Anschließend ein wenig Honig über die Gläser geben.

Erdbeer-Quark mit Nüssen und Orange

Nährwerte pro Portion: 380 kcal, 22 g Eiweiß, 20 g Fett, 24 g Kohlenhydrate, 4 g Ballaststoffe, 260 mg

Zutaten für eine Portion:

½ EL Haselnusskerne ½ EL Sonnenblumenkerne oder Kürbiskerne 150 g Orange 50 g Erdbeeren

150 g Magerquark 1 EL (1,5 % Fett) Milch ½ EL Leinöl ½ TL Honig

Zubereitung:

Haselnüsse klein hacken und gemeinsam mit Sonnenblumen-/Kürbiskernen in einer erhitzten Pfanne ohne Öl goldbraun rösten.

Die Orange großzügig schälen und, wenn möglich, auch die weiße Haut entfernen. Die Frucht anschließend in Scheiben schneiden.

Dabei versuchen, etwas vom Saft aufzufangen. Erdbeeren gründlich waschen und in mundgerechte Stücke schneiden.

Quark mit Milch, dem aufgefangenen Orangensaft, Öl und Honig verrühren, solange, bis er cremig wird. In eine Schale geben und mit Orangen, Erdbeeren, Kernen und Nüssen bestreuen.

Porridge mit Nuss-Topping

Nährwerte für Zubereitung mit Haferdrink und Früchten: 372 kcal, 19 g Fett, 12 g Eiweiß, 38 g Kohlenhydrate

Zutaten für 1 Portion:

3 EL (30 g) Hafer- oder Dinkelflocken 250 ml (1,5 % Fett) Milch, Hafermilch o.a. pflanzliche Alternative

250 g grob gehackte Mandeln Nach Belieben: Banane oder Apfel 1 Messerspitze Kurkuma 1 Prise Zimt

Zubereitung:

Hafer-/ Dinkelflocken mit der Milch mischen und aufkochen. Das Ganze für etwa zwei Minuten bei ständigem Rühren kochen lassen. Anschließend die Mandeln dazugeben, nochmals aufkochen und anschließend 10 Minuten köcheln lassen.

Ganz nach Belieben eine Banane zerdrücken und unter den Porridge mischen oder einen Apfel raspeln und dazu geben.

Mit den Gewürzen abschmecken.

Exotischer Frühstücksquark

Nährwerte pro Portion: 455 kcal, 25 g Fett, 25 g Eiweiß, 30 g Kohlenhydrate

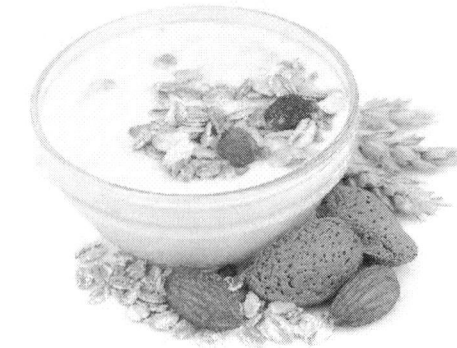

Zutaten für 1 Portion:

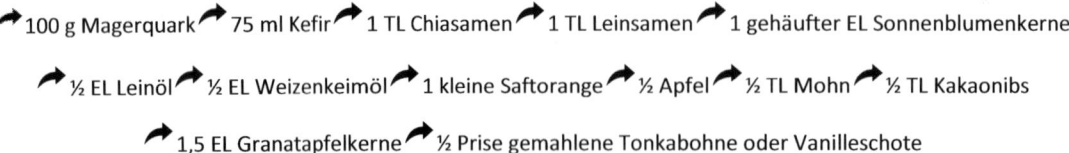

100 g Magerquark → 75 ml Kefir → 1 TL Chiasamen → 1 TL Leinsamen → 1 gehäufter EL Sonnenblumenkerne

½ EL Leinöl → ½ EL Weizenkeimöl → 1 kleine Saftorange → ½ Apfel → ½ TL Mohn → ½ TL Kakaonibs

1,5 EL Granatapfelkerne → ½ Prise gemahlene Tonkabohne oder Vanilleschote

Zubereitung:

Am Vorabend Quark, Kefir, Chia- und Leinsamen miteinander vermengen und in den Kühlschrank stellen. Die Sonnenblumenkerne in Wasser einweichen lassen.

Vor dem Verzehr die Sonnenblumenkerne abgießen, abwaschen und in den Quark rühren. Die Öle ebenfalls dazugeben.

Mohn, Granatapfel und Kakaonibs sowie Tonkabohne/Vanille darüber streuen.

Overnight Porridge

Nährwerte pro Portion: 504 kcal, 15 g Eiweiß, 44 g Kohlenhydrate, 39 g Fett

Zutaten für 2 Portionen:

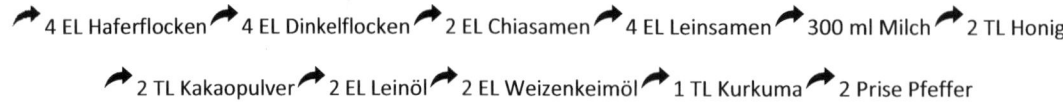

4 EL Haferflocken → 4 EL Dinkelflocken → 2 EL Chiasamen → 4 EL Leinsamen → 300 ml Milch → 2 TL Honig

2 TL Kakaopulver → 2 EL Leinöl → 2 EL Weizenkeimöl → 1 TL Kurkuma → 2 Prise Pfeffer

Zubereitung:

Die Dinkel-/Haferflocken, Leinsamen sowie die Chiasamen in die Milch geben und über Nacht im Kühlschrank quellen lassen. Vor dem Verzehr mit Honig, Weizenkeimöl, Leinöl, Kakao, Pfeffer und Kurkuma vermengen.

Himbeer-Porridge mit Kokos

Nährwerte pro Portion: 430 kcal, 22 g Fett, 38 g Kohlenhydrate, 14 g Eiweiß

Zutaten für 1 Portion:

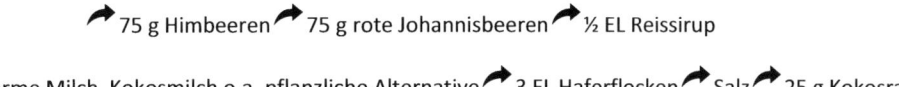

75 g Himbeeren 75 g rote Johannisbeeren ½ EL Reissirup

200 ml fettarme Milch, Kokosmilch o.a. pflanzliche Alternative 3 EL Haferflocken Salz 25 g Kokosraspel

Zubereitung:

Die Beeren gründlich waschen und in einer Schüssel mit dem Zucker vermengen. Zunächst darin ziehen lassen.

Die Milch zusammen mit Haferflocken, ein wenig Salz und den Kokosraspeln aufkochen lassen. Sobald der Porridge kocht, vom Herd nehmen und abkühlen lassen.

Den Porridge in eine Schüssel füllen und mit den Beeren toppen.

Fruchtig erfrischender Kokosjoghurt mit Nüssen

Nährwerte pro Portion: 360 kcal, 20 g Fett, 12 g Eiweiß, 27 g Kohlenhydrate

Zutaten für 1 Portion:

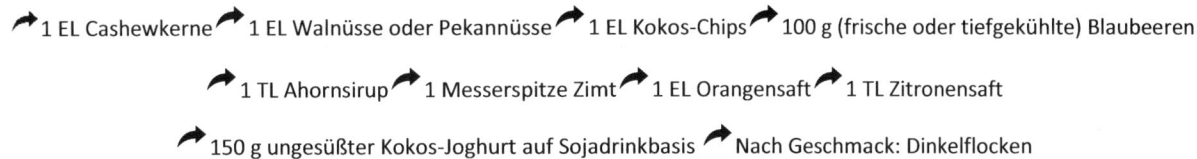

1 EL Cashewkerne 1 EL Walnüsse oder Pekannüsse 1 EL Kokos-Chips 100 g (frische oder tiefgekühlte) Blaubeeren

1 TL Ahornsirup 1 Messerspitze Zimt 1 EL Orangensaft 1 TL Zitronensaft

150 g ungesüßter Kokos-Joghurt auf Sojadrinkbasis Nach Geschmack: Dinkelflocken

Zubereitung:

Cashewkerne und Nüsse in grobe Splitter hacken. Anschließend gemeinsam mit den Kokos-Chips in einer erhitzten Pfanne ohne Öl auf mittlerer Hitze goldbraun rösten. Gegebenenfalls Dinkelflocken mit anrösten.

Die Blaubeeren gründlich waschen und die Hälfte zur Seite legen. Die restlichen Beeren gemeinsam mit dem Ahornsirup, dem Orangen-/Zitronensaft und dem Zimt im Mixer fein pürieren.

Den Joghurt in eine Schale geben und mit dem Blaubeerpüree garnieren. Die Nüsse darauf verteilen und mit den übrigen Blaubeeren verzieren.

Pikantes Dinkelbrot

Nährwerte pro Scheibe: 150 kcal, 6 g Fett, 4 g Eiweiß, 18 g Kohlenhydrate

Zutaten für 1 Brot:

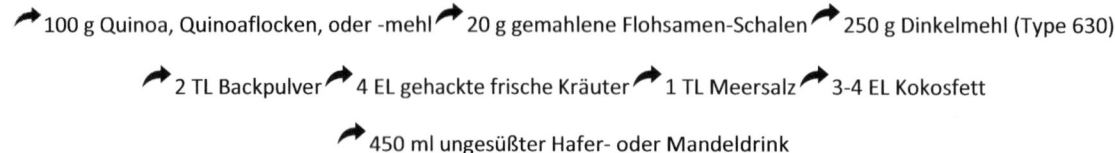

100 g Quinoa, Quinoaflocken, oder -mehl   20 g gemahlene Flohsamen-Schalen   250 g Dinkelmehl (Type 630)

2 TL Backpulver   4 EL gehackte frische Kräuter   1 TL Meersalz   3-4 EL Kokosfett

450 ml ungesüßter Hafer- oder Mandeldrink

Zubereitung:

Die Quinoa in einer Pfanne ohne Öl bei mittlerer Hitze kurz anbraten.

Alle trockenen Zutaten verrühren und danach mit Mandelmilch, Kräutern und Kokosfett gut verrühren.

Beiseite stellen für etwa eine Stunde, damit die Flohsamen gut quellen können.

Eine Brotbackform mit Backpapier auslegen und den Teig in die Form geben. Das Brot anschließend für 75 Minuten im vorgeheizten Ofen bei 180 Grad Ober- und Unterhitze braun backen.

Das Brot gut auskühlen lassen, anschließend aus der Form stürzen und in 14 Scheiben schneiden.

Kakao aus Cashew-Milch

Nährwerte pro Portion: 569 kcal, 36 g Fett, 20 g Eiweiß, 38 g Kohlenhydrate

Zutaten für 1 Portion:

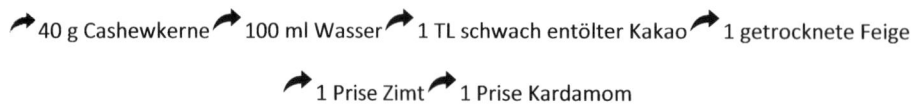

40 g Cashewkerne   100 ml Wasser   1 TL schwach entölter Kakao   1 getrocknete Feige

1 Prise Zimt   1 Prise Kardamom

Zubereitung:

Cashewkerne in Wasser einlegen und für ca. 10 Stunden ziehen lassen.

Nach 10 Stunden das Wasser ablaufen lassen und die Cashews abwaschen. Die übrigen Zutaten und einen Schluck frisches Wasser in den Mixer geben, auf höchster Stufe mixen lassen, bis die Milch frei von Cashewstückchen ist.

Rührei mit Krabben

Nährwerte pro Portion: 144 kcal, 2 g Kohlenhydrate, 9 g Fett, 15 g Eiweiß

Zutaten für 2 Portionen:

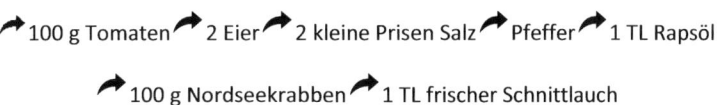

100 g Tomaten 2 Eier 2 kleine Prisen Salz Pfeffer 1 TL Rapsöl

100 g Nordseekrabben 1 TL frischer Schnittlauch

Zubereitung:

Die Tomaten gründlich reinigen und fein würfeln. Eier aufschlagen, würzen und verquirlen.

In einer Pfanne Fett erhitzen und darin die Krabben anbraten. Die Tomaten sowie die Eier dazu geben und stocken lassen.

Den Schnittlauch in Röllchen schneiden und vor dem Servieren darüber geben.

Süßer Chiapudding

Nährwerte pro Portion: 437 kcal, 25 g Fett, 9 g Eiweiß, 42 Kohlenhydrate

Zutaten für 2 Portionen:

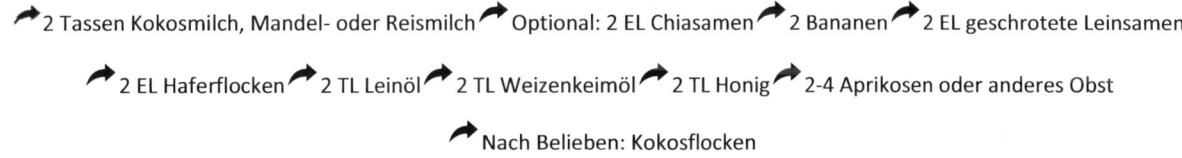

2 Tassen Kokosmilch, Mandel- oder Reismilch Optional: 2 EL Chiasamen 2 Bananen 2 EL geschrotete Leinsamen

2 EL Haferflocken 2 TL Leinöl 2 TL Weizenkeimöl 2 TL Honig 2-4 Aprikosen oder anderes Obst

Nach Belieben: Kokosflocken

Zubereitung:

Verwenden Sie Chiasamen, so weichen Sie diese mindestens eine Stunde vor Verzehr in Pflanzenmilch ein und lassen Sie sie quellen. Die geschälten Bananen zerdrücken und mit Leinsamen, Weizenkeim- und Leinöl sowie Haferflocken und den aufgequollenen Chiasamen bzw. der Pflanzenmilch gut verrühren. Je nach Geschmack einen Löffel Honig dazu geben.

Die Aprikosen oder anderes Obst in mundgerechte Stücke schneiden und auf dem Chiapudding verteilen. Wenn Sie mögen, können Sie Kokosflocken dazu geben.

Quark-Öl-Frühstück mit Rohkost

Nährwerte pro Portion: 370 kcal, 24 g Eiweiß, 11 g Kohlenhydrate, 25 g Fett

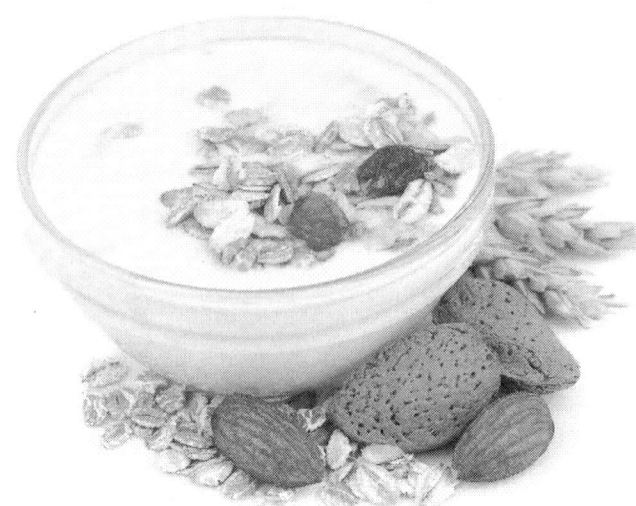

Zutaten für 1 Portion:

↗ 150 g Magerquark ↗ 1,5 EL (1,5 % Fett) Milch ↗ 1 EL Leinöl ↗ 5 Radieschen ↗ 100 g Salatgurke

↗ ¼ Bund gemischte Kräuter ↗ 1 EL geschrotete Leinsamen ↗ 3 Walnusskerne ↗ 1 TL Sonnenblumenkerne ↗ Salz und Pfeffer

Zubereitung:

Quark, Milch sowie Leinöl miteinander verrühren, bis eine cremige Konsistenz entsteht. Im Anschluss die Radieschen gründlich waschen und klein schneiden in mundgerechte Stücke oder dünne Scheiben. Die Gurke ebenfalls waschen, danach schälen und längs vierteln. Aus den Vierteln können die Kerne jeweils mit einem Teelöffel herausgeschabt werden, danach die Gurke in etwa 1 cm große Stücke teilen. Kräuter ebenfalls gründlich waschen und trocken tupfen, im Anschluss die Blätter zupfen und Schnittlauch in feine Röllchen schneiden, alle anderen Kräuter fein hacken.

Das Gemüse und die Kräuter zusammengeben, würzen und gut mischen. Anschließend in ein Schälchen füllen und die Quarkcreme sowie die Leinsamen darüber geben. Zum Schluss die Walnüsse klein schneiden und zusammen mit den Sonnenblumenkernen darüber streuen.

Pancakes mit Obst

Nährwerte pro Portion: 276 Kalorien, 35 g Kohlenhydrate, 10,5 g Eiweiß, 10 g Fett

Zutaten für 2 Portionen:

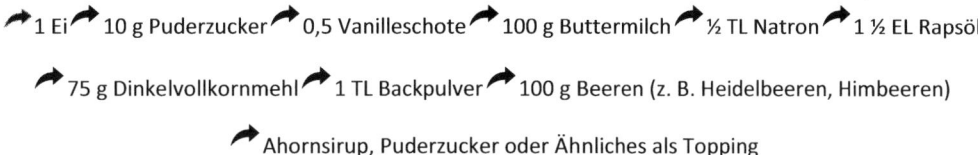

1 Ei　10 g Puderzucker　0,5 Vanilleschote　100 g Buttermilch　½ TL Natron　1 ½ EL Rapsöl

75 g Dinkelvollkornmehl　1 TL Backpulver　100 g Beeren (z. B. Heidelbeeren, Himbeeren)

Ahornsirup, Puderzucker oder Ähnliches als Topping

Zubereitung:

Die Eier verquirlen und den Puderzucker durch ein Sieb darüber geben. Die Vanilleschote längs trennen, das Mark mithilfe eines Löffels herauskratzen und zur Eimasse geben. Im Anschluss die Buttermilch, 2 EL Rapsöl, Natron, Backpulver und Mehl dazu geben und mit einem Mixer zu einem glatten Teig rühren, der dann anschließend 15 Minuten ziehen sollte.

Die Beeren gründlich säubern und - falls notwendig - klein schneiden.

Öl in eine Pfanne geben und erhitzen. Anschließend drei bis vier Teigkleckse hineingeben und mit ein paar Beeren belegen. Von beiden Seiten bei mittlerer Hitze goldbraun backen.

Nach Geschmack mit Ahornsirup oder Puderzucker toppen.

Joghurt oder Skyr mit Müsli und Beeren

Nährwerte pro Portion bei 250 g Naturjoghurt: 506 kcal, 30 g Fett, 20 g Eiweiß, 37 g Kohlenhydrate

Zutaten für 2 Portionen:

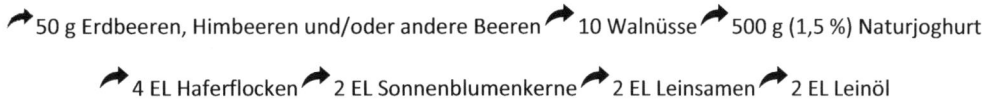

50 g Erdbeeren, Himbeeren und/oder andere Beeren　10 Walnüsse　500 g (1,5 %) Naturjoghurt

4 EL Haferflocken　2 EL Sonnenblumenkerne　2 EL Leinsamen　2 EL Leinöl

Zubereitung:

Zunächst die Erdbeeren/Himbeeren gründlich waschen und gegebenenfalls in kleine Stücke schneiden. Die Walnüsse grob hacken.

Den Joghurt in Schälchen verteilen und glattstreichen. Die anderen Zutaten darin verrühren.

Smoothies

Wie schon erläutert, kann es bei rheumatischen Erkrankungen hilfreich sein, einen Tag in der Woche auf feste Nahrung zu verzichten und stattdessen Smoothies oder andere Säfte zu konsumieren. Nicht nur dafür, sondern auch im Alltag sind Smoothies und Shakes leckere und vitaminreiche Snacks, die auch für einen guten Start in den Tag sorgen können oder ideal für zwischendurch sind. Damit der Smoothie-Alltag und gerade Fastenzeiten nicht langweilig werden, finden Sie hier eine ausführliche Übersicht über Rezepte für die idealen Smoothies! Diese leckeren und ausgefallenen Getränke überzeugen sowohl geschmacklich als auch durch ihre Nährwerte und können Ihnen helfen, eine entzündungshemmende Ernährung zu führen.

Es ist ganz einfach: Die gelisteten Zutaten immer gut abspülen, klein schneiden bzw. Salat und Kräuter einfach grob zerrupfen und in einem Mixer oder mit einem Pürierstab zu einem feinen Getränk mixen! Probieren Sie sich durch und finden Sie Ihre Favoriten!

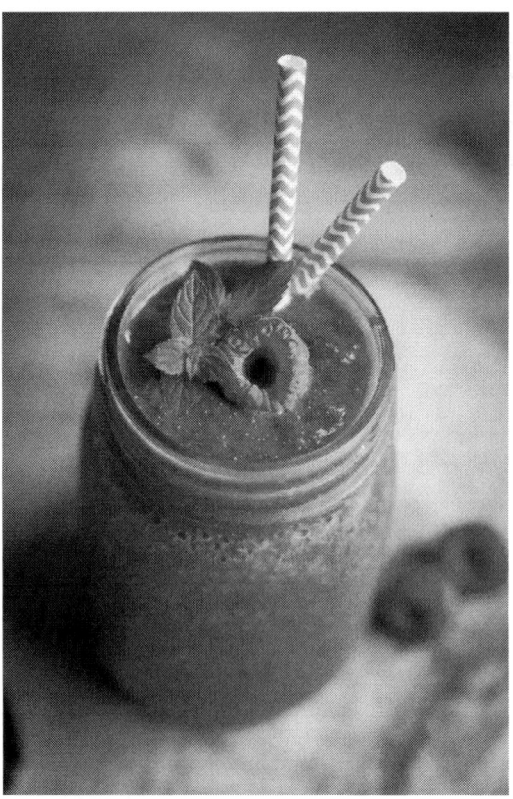

Brombeer-Smoothie

Nährwerte pro Portion: 115 kcal, 6 g Eiweiß, 17 g Kohlenhydrate, 2 g Fett

Zutaten für eine Portion:

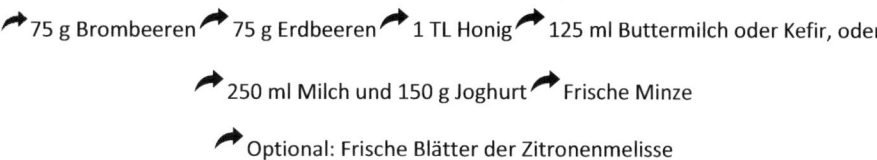

75 g Brombeeren 75 g Erdbeeren 1 TL Honig 125 ml Buttermilch oder Kefir, oder

250 ml Milch und 150 g Joghurt Frische Minze

Optional: Frische Blätter der Zitronenmelisse

Alles in einen Mixer geben und bei Bedarf Eiswürfel hinzugeben.

Avocado-Rote-Bete-Smoothie

Nährwerte pro Portion: 390 kcal, 25 g Fett, 5 g Eiweiß, 37 g Kohlenhydrate

Zutaten für eine Portion:

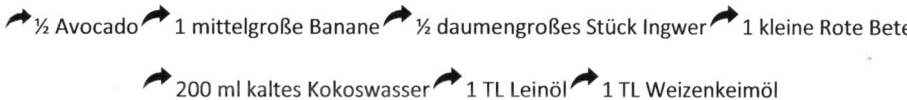

½ Avocado 1 mittelgroße Banane ½ daumengroßes Stück Ingwer 1 kleine Rote Bete

200 ml kaltes Kokoswasser 1 TL Leinöl 1 TL Weizenkeimöl

Alles in einen Mixer geben, abfüllen und genießen.

Beeren-Ingwer-Smoothie

Nährwerte: 314 Kalorien, 37 Kohlenhydrate, 17 g Fett, 3 g Eiweiß

Zutaten für eine Person:

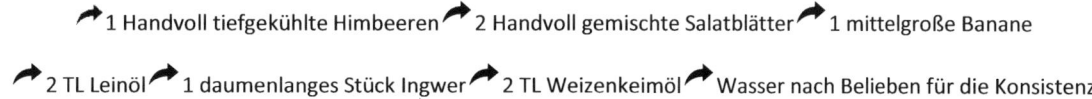

1 Handvoll tiefgekühlte Himbeeren 2 Handvoll gemischte Salatblätter 1 mittelgroße Banane

2 TL Leinöl 1 daumenlanges Stück Ingwer 2 TL Weizenkeimöl Wasser nach Belieben für die Konsistenz

Alles in einen Mixer geben, abfüllen und genießen.

Beeriger Smoothie

Nährwerte pro Portion: 178 kcal, 6 g Eiweiß, 23 g Kohlenhydrate, 6 g Fett

Zutaten für eine Portion:

150 g Heidelbeeren 150 ml fettarme Milch 1 EL gemahlene Haselnüsse 1 TL Honig

Nach Geschmack: Mineralwasser

Alles in einen Mixer geben und bei Bedarf Eiswürfel hinzugeben.

Avocado-Birnen-Smoothie

Nährwerte pro Portion: 180 kcal, 10 g Fett, 2 g Eiweiß, 19 g Kohlenhydrate

Zutaten für eine Portion:

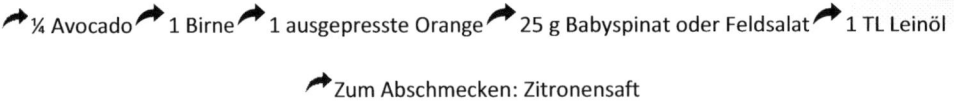

¼ Avocado 1 Birne 1 ausgepresste Orange 25 g Babyspinat oder Feldsalat 1 TL Leinöl

Zum Abschmecken: Zitronensaft

Alles in einen Mixer geben, abfüllen und genießen.

Gurken-Ingwer-Shake

Nährwerte: 274 kcal, 11 g Fett, 4 g Eiweiß, 39 g Kohlenhydrate

Zutaten für eine Portion:

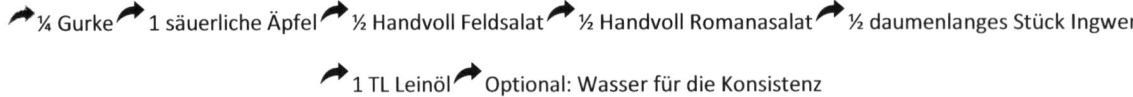

¼ Gurke 1 säuerliche Äpfel ½ Handvoll Feldsalat ½ Handvoll Romanasalat ½ daumenlanges Stück Ingwer

1 TL Leinöl Optional: Wasser für die Konsistenz

Alles in einen Mixer geben und bei Bedarf Eiswürfel hinzugeben.

Birne-Banane-Shake

Nährwerte pro Portion: 288 kcal, 2 g Eiweiß, 11 g Fett, 46 g Kohlenhydrate

Zutaten für eine Portion:

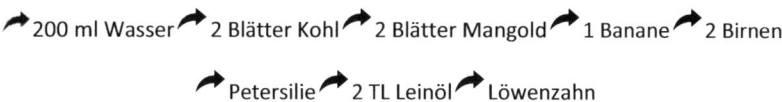

200 ml Wasser 2 Blätter Kohl 2 Blätter Mangold 1 Banane 2 Birnen

Petersilie 2 TL Leinöl Löwenzahn

Alles in einen Mixer geben, abfüllen und genießen.

Gemüse-Smoothie

Nährwerte: 186 kcal, 11 g Fett, 6 g Eiweiß, 15 g Kohlenhydrate

Zutaten für eine Portion:

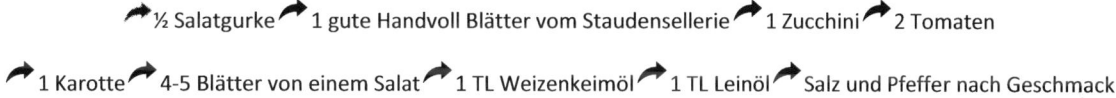

½ Salatgurke 1 gute Handvoll Blätter vom Staudensellerie 1 Zucchini 2 Tomaten

1 Karotte 4-5 Blätter von einem Salat 1 TL Weizenkeimöl 1 TL Leinöl Salz und Pfeffer nach Geschmack

Alles in einen Mixer geben, abfüllen und genießen.

Gurke-Löwenzahn-Smoothie

Nährwerte pro Portion: 164 kcal, 3 g Eiweiß, 3 g Kohlenhydrate, 15 g Fett

Zutaten für eine Portion:

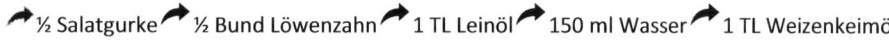

½ Salatgurke ½ Bund Löwenzahn 1 TL Leinöl 150 ml Wasser 1 TL Weizenkeimöl

Alles in einen Mixer geben, abfüllen und genießen.

Heidelbeeren-Löwenzahn-Smoothie

Nährwerte pro Portion: 245 kcal, 27 g Kohlenhydrate, 7 g Eiweiß, 12 g Fett

Zutaten für eine Portion:

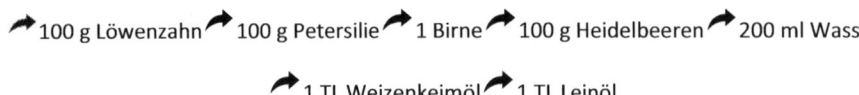 100 g Löwenzahn ➤ 100 g Petersilie ➤ 1 Birne ➤ 100 g Heidelbeeren ➤ 200 ml Wasser

➤ 1 TL Weizenkeimöl ➤ 1 TL Leinöl

Alles in einen Mixer geben, abfüllen und genießen.

Himbeeren-Pfirsich-Salat-Smoothie

Nährwerte pro Portion: 100 kcal, 6 g Fett, 2 g Eiweiß, 8 g Kohlenhydrate

Zutaten für eine Person:

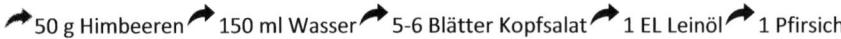 50 g Himbeeren ➤ 150 ml Wasser ➤ 5-6 Blätter Kopfsalat ➤ 1 EL Leinöl ➤ 1 Pfirsich

Alles in einen Mixer geben, abfüllen und genießen.

Mango-Brennnessel-Smoothie

Nährwerte: 261 kcal, 13 g Fett, 4 g Eiweiß, 32 g Kohlenhydrate

Zutaten für eine Portion:

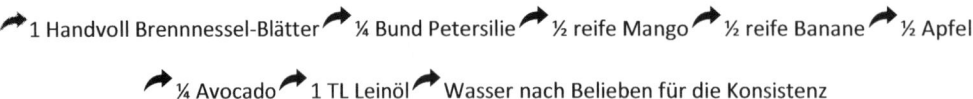 1 Handvoll Brennnessel-Blätter ➤ ¼ Bund Petersilie ➤ ½ reife Mango ➤ ½ reife Banane ➤ ½ Apfel

➤ ¼ Avocado ➤ 1 TL Leinöl ➤ Wasser nach Belieben für die Konsistenz

Alles in einen Mixer geben, abfüllen und genießen.

Spinat-Ananas-Smoothie

Nährwerte pro Portion: 287 kcal, 8 g Eiweiß, 11 g Fett, 35 g Kohlenhydrate

Zutaten für eine Person:

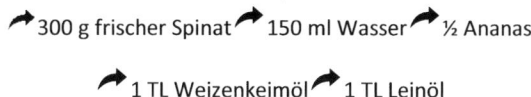

300 g frischer Spinat   150 ml Wasser   ½ Ananas

1 TL Weizenkeimöl   1 TL Leinöl

Alles in einen Mixer geben und bei Bedarf Eiswürfel hinzugeben.

Smoothie mit Spinat-Erdbeer-Smoothie

Nährwerte (pro Portion): 130 kcal, 4 g Eiweiß, 7 g Fett, 11 g Kohlenhydrate

Zutaten für eine Portion:

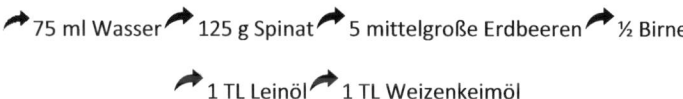

75 ml Wasser   125 g Spinat   5 mittelgroße Erdbeeren   ½ Birne

1 TL Leinöl   1 TL Weizenkeimöl

Alles in einen Mixer geben und bei Bedarf Eiswürfel hinzugeben.

Spinat-Papaya-Smoothie

Nährwerte: 191 kcal, 5 g Eiweiß, 18 g Kohlenhydrate, 11 g Fett

Zutaten für eine Portion:

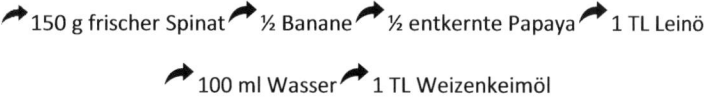

150 g frischer Spinat   ½ Banane   ½ entkernte Papaya   1 TL Leinöl

100 ml Wasser   1 TL Weizenkeimöl

Alles in einen Mixer geben, abfüllen und genießen.

Spinat-Mandelmus-Smoothie

Nährwerte: 460 kcal, 10 g Eiweiß, 51 g Kohlenhydrate, 23 g Fett

Zutaten für eine Portion:

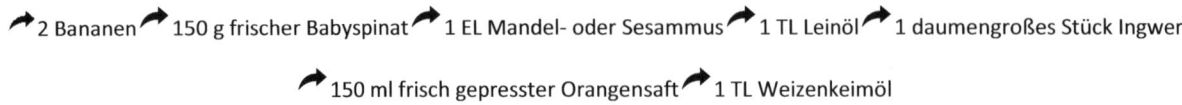 2 Bananen 150 g frischer Babyspinat 1 EL Mandel- oder Sesammus 1 TL Leinöl 1 daumengroßes Stück Ingwer

150 ml frisch gepresster Orangensaft 1 TL Weizenkeimöl

Alles in einen Mixer geben, abfüllen und genießen.

Trauben-Birne-Banane-Smoothie

Nährwerte pro Portion: 331 kcal, 3 g Eiweiß, 11 g Fett, 54 g Kohlenhydrate

Zutaten für eine Portion:

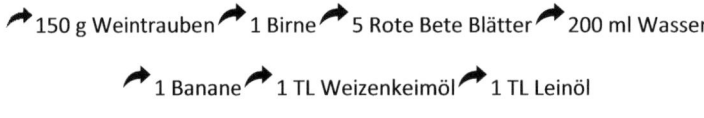 150 g Weintrauben 1 Birne 5 Rote Bete Blätter 200 ml Wasser

1 Banane 1 TL Weizenkeimöl 1 TL Leinöl

Alles in einen Mixer geben, abfüllen und genießen.

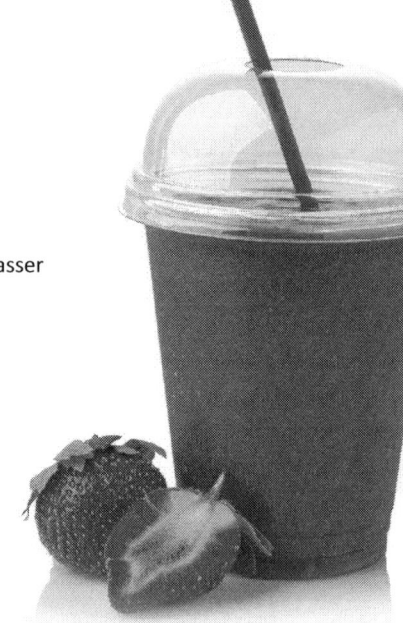

Mango-Löwenzahn-Smoothie

Nährwerte pro Portion: 200 kcal, 1 g Eiweiß, 30 g Kohlenhydrate, 7 g Fett

Zutaten für eine Portion:

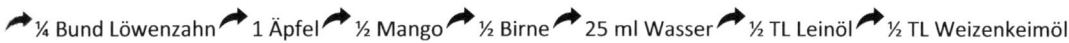 ¼ Bund Löwenzahn 1 Äpfel ½ Mango ½ Birne 25 ml Wasser ½ TL Leinöl ½ TL Weizenkeimöl

Alles in einen Mixer geben, abfüllen und genießen.

Mango-Banane-Möhrengrün-Smoothie

Nährwerte pro Portion: 180 kcal, 7 g Fett, 4 g Eiweiß, 22 g Kohlenhydrate

Zutaten für eine Person:

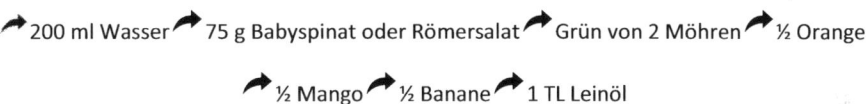 200 ml Wasser 75 g Babyspinat oder Römersalat Grün von 2 Möhren ½ Orange

½ Mango ½ Banane 1 TL Leinöl

Alles in einen Mixer geben, abfüllen und genießen.

Smoothie mit Mango, Grapefruit und Petersilie

Nährwerte pro Portion: 242 kcal, 5 g Eiweiß, 6 g Fett, 37 g Kohlenhydrate

Zutaten für eine Portion:

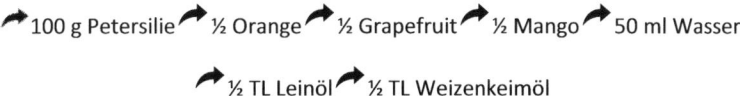 100 g Petersilie ½ Orange ½ Grapefruit ½ Mango 50 ml Wasser

½ TL Leinöl ½ TL Weizenkeimöl

Alles in einen Mixer geben, abfüllen und genießen.

Suppen

Auch Suppen können hin und wieder während Fastentagen verzehrt werden. Auch sonst kann eine Suppe, nicht nur im Winter, sehr belebend wirken. Sie gibt Energie und unterstützt Sie bei dem Halten Ihres neuen, gesunden, Rheuma-freundlichen Alltags. Suppen werden oftmals unterschätzt, wobei sie doch eigentlich ein wahres Superfood sind!

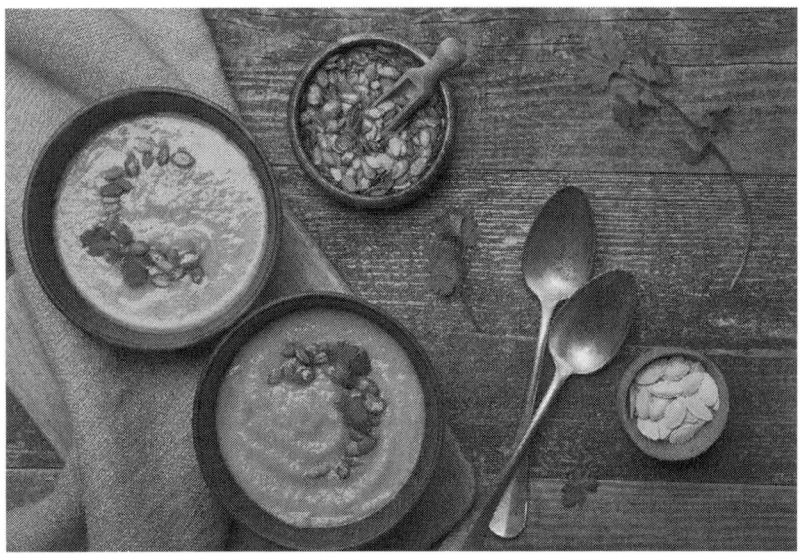

Möhren-Linsen-Dal

Nährwerte pro Portion: 450 kcal, 18 g Eiweiß, 39 g Kohlenhydrate, 22 g Fett

Zutaten für 5 Portionen:

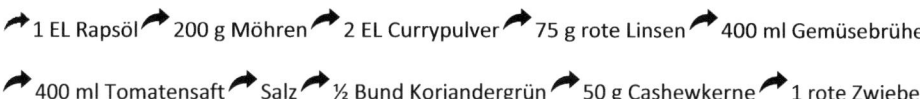

1 EL Rapsöl ➤ 200 g Möhren ➤ 2 EL Currypulver ➤ 75 g rote Linsen ➤ 400 ml Gemüsebrühe

400 ml Tomatensaft ➤ Salz ➤ ½ Bund Koriandergrün ➤ 50 g Cashewkerne ➤ 1 rote Zwiebel

Zubereitung:

Die Zwiebeln und Möhren in kleine Würfel schneiden. Nun in heißem Öl kurz dünsten, bis die Zwiebeln glasig werden. Curry und Linsen dazugeben und ebenfalls für etwa drei Minuten dünsten lassen. Jetzt auch die Gemüsebrühe und den Tomatensaft dazugeben und auf mittlerer Hitze mit geschlossenem Deckel für 20 Minuten köcheln.

Die Cashewkerne grob klein schneiden und ohne Öl kurz in einer Pfanne anrösten. Den Koriander gründlich waschen, trocken tupfen oder schütteln, die Blätter abtrennen und unter die Cashewkerne mischen.

Ist die Suppe fertig gegart, kann sie mit einem Pürierstab oder im Mixer püriert werden, bis keine Stückchen mehr vorhanden sind und eine cremige Konsistenz entstanden ist. Die Suppe muss nun nur noch mit dem Cashew-Koriander-Gemisch garniert werden.

Tomatensuppe

Nährwerte pro Portion: 469 kcal, 6 g Fett, 83 g Kohlenhydrate, 19 g Eiweiß

Zutaten für 2 Portionen:

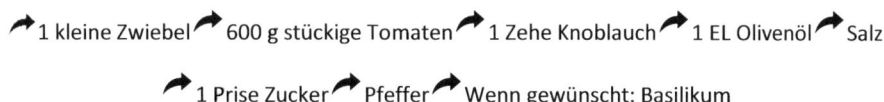

1 kleine Zwiebel ➤ 600 g stückige Tomaten ➤ 1 Zehe Knoblauch ➤ 1 EL Olivenöl ➤ Salz

1 Prise Zucker ➤ Pfeffer ➤ Wenn gewünscht: Basilikum

Zubereitung:

Den Knoblauch und die Zwiebel vorbereiten, indem beides klein gewürfelt bzw. gehackt wird und scharf in etwas Olivenöl angebraten wird. Die Tomaten hinzugeben und das Ganze für eine Viertelstunde köcheln lassen.

Nach 15 Minuten probieren und nach Geschmack mit Pfeffer, Salz und Basilikum würzen. Anschließend alles mit einem Pürierstab oder im Mixer zu einer cremigen Suppe pürieren und servieren.

Selbstgemachte Gemüsebrühe

Nährwerte pro 100 ml: 3 kcal, 0,2 g Eiweiß, 0,1 g Fett, 0,4 g Kohlenhydrate

Zutaten für etwa 1 ½ l Brühe:

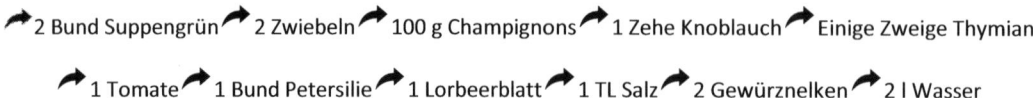

2 Bund Suppengrün 2 Zwiebeln 100 g Champignons 1 Zehe Knoblauch Einige Zweige Thymian

1 Tomate 1 Bund Petersilie 1 Lorbeerblatt 1 TL Salz 2 Gewürznelken 2 l Wasser

Zubereitung:

Die Möhren, den Sellerie sowie die Petersilienwurzel putzen, waschen und anschließend grob schneiden. Den Wurzelansatz und das Grün des Lauchs abtrennen und den Lauch längs halbieren, ebenfalls gründlich waschen und in grobe Stücke schneiden. Die Tomate, die Champignons und die Zwiebeln halbieren. Jetzt nur noch die Kräuter gründlich abwaschen, trocken schütteln und den Knoblauch mit einer Knoblauchpresse pressen.

Das geschnittene Gemüse muss nun gemeinsam mit den Kräutern und den Gewürzen in einen Topf gegeben werden. Dazu kommt kaltes Wasser, anschließend wird alles kurz aufgekocht. Ist die Brühe einmal aufgekocht, kann sie bei niedriger Hitze mit geschlossenem Deckel für etwa eine Stunde weiter köcheln. Im Anschluss kann die Brühe gesiebt werden und schon ist sie fertig.

Kartoffel-Gemüse-Suppe

Nährwerte pro Portion: 183 kcal, 4,4 g Eiweiß, 10,8 g Fett, 16,6 g Kohlenhydrate

Zutaten für 2 Portionen:

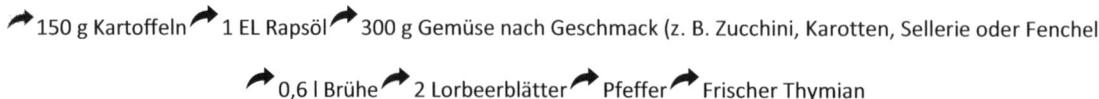

150 g Kartoffeln 1 EL Rapsöl 300 g Gemüse nach Geschmack (z. B. Zucchini, Karotten, Sellerie oder Fenchel)

0,6 l Brühe 2 Lorbeerblätter Pfeffer Frischer Thymian

Zubereitung:

Die Kartoffeln müssen geschält und das Gemüse muss geputzt werden. Anschließend muss alles klein geschnitten werden (in etwa mundgerechte Stücke).

Die Kartoffel- und Gemüsestücke müssen nun in heißem Öl für etwa zwei Minuten angedünstet, danach mit Brühe aufgefüllt und mit den Kräutern verfeinert werden. Die Suppe muss anschließend noch 10 Minuten köcheln und kann danach, sobald die Lorbeerblätter entfernt worden sind, püriert werden.

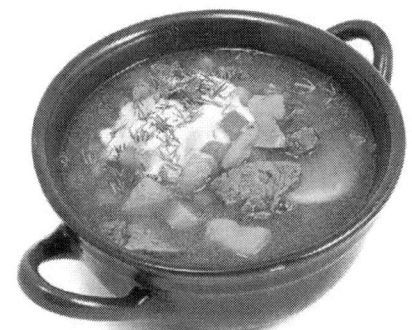

Kohlrabi-Creme-Suppe
Nährwerte pro Portion: 250 kcal, 11 g Eiweiß, 13 g Fett, 19 g Kohlenhydrate

Zutaten für 4 Portionen:

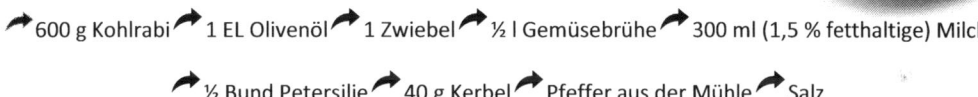

600 g Kohlrabi 1 EL Olivenöl 1 Zwiebel ½ l Gemüsebrühe 300 ml (1,5 % fetthaltige) Milch

½ Bund Petersilie 40 g Kerbel Pfeffer aus der Mühle Salz

Zubereitung:

Den Kohlrabi schälen, halbieren und in grobe Würfel schneiden. Die Zwiebel ebenfalls schälen und würfeln. Beides muss in heißem Öl bei mittlerer Hitze für etwa drei Minuten angedünstet werden, bis die Zwiebeln glasig werden. Nun die Brühe und die Milch dazugeben und gut mit Salz und Pfeffer würzen.

Die Suppe aufkochen und bei geschlossenem Deckel für eine Viertelstunde weich garen lassen.

Kerbel und Petersilie können in der Zwischenzeit gewaschen, getrocknet und grob gehackt werden. Die Kräuter zum Gemüse geben.

Anschließend kann alles im Mixer oder mit einem Pürierstab püriert werden und muss nur noch mit Salz und Pfeffer abgeschmeckt werden.

Kräftigende Fleischbrühe

Nährwerte pro 100 ml: 52 kcal, 6 g Eiweiß, 3 g Fett, 0,5 g Kohlenhydrate

Zutaten für 2 ½ l Brühe:

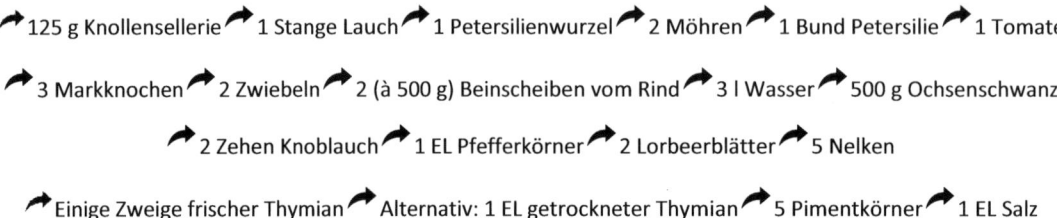

125 g Knollensellerie 1 Stange Lauch 1 Petersilienwurzel 2 Möhren 1 Bund Petersilie 1 Tomate

3 Markknochen 2 Zwiebeln 2 (à 500 g) Beinscheiben vom Rind 3 l Wasser 500 g Ochsenschwanz

2 Zehen Knoblauch 1 EL Pfefferkörner 2 Lorbeerblätter 5 Nelken

Einige Zweige frischer Thymian Alternativ: 1 EL getrockneter Thymian 5 Pimentkörner 1 EL Salz

Zubereitung:

Das Gemüse putzen, gründlich waschen und in grobe Würfel schneiden.

Einen großen Topf ohne Öl erhitzen und die Zwiebeln dazu geben. Anrösten, bis sie braun sind. Nun den Topf vom Herd nehmen, die Knochen, den Ochsenschwanz und die Beinscheiben dazugeben. Das vorbereitete Gemüse und den ungeschälten Knoblauch genauso wie die Gewürze dazu geben und kaltes Wasser einfüllen. Das Fleisch sollte sich komplett unterhalb der Wasseroberfläche befinden. Im Anschluss die Suppe zum Kochen bringen und großzügig salzen.

Während des Aufkochens bildet sich bräunlicher Schaum, der mit einer Kelle abgeschöpft werden sollte. Jetzt den Herd auf eine kleine Hitze schalten und die Brühe für etwa 1,5 Stunden köcheln lassen.

Das Fleisch aus der Brühe entfernen, vom Knochen lösen und klein schneiden. Zunächst beiseitestellen, aber später als Einlage wieder in die Suppe geben.

Die Brühe fein sieben und das gekochte Gemüse im Sieb zerstampfen, sodass deren Saft in die Brühe gelangt.

Das Fett auf der Brühe entfernen, indem nach und nach immer wieder Küchenpapier auf die Oberfläche der heißen Suppe gelegt wird.

Kokos-Garnelen-Suppe

Nährwerte pro Portion: 290 kcal, 16 g Eiweiß, 18 g Fett, 13 g Kohlenhydrate

Zutaten für 4 Portionen:

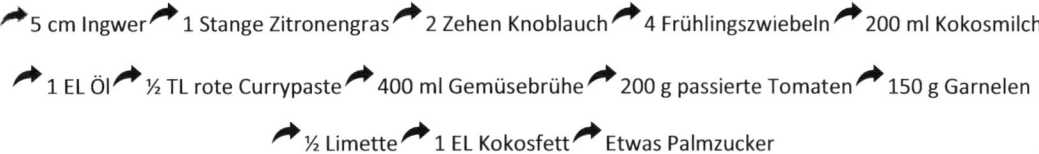

5 cm Ingwer 1 Stange Zitronengras 2 Zehen Knoblauch 4 Frühlingszwiebeln 200 ml Kokosmilch

1 EL Öl ½ TL rote Currypaste 400 ml Gemüsebrühe 200 g passierte Tomaten 150 g Garnelen

½ Limette 1 EL Kokosfett Etwas Palmzucker

Zubereitung:

Den Ingwer und den Knoblauch schälen und fein würfeln. Die trockene Hälfte des Zitronengrases entfernen, die untere gründlich waschen und der Länge nach halbieren. Anschließend fein hacken.

Die Frühlingszwiebeln waschen und in feine Ringe schneiden.

In einer Pfanne Öl erhitzen und Knoblauch, Ingwer, Zitronengras und Frühlingszwiebeln andünsten. Die Kokosmilch jetzt mit der roten Currypaste und den passierten Tomaten dazugeben. Kurz aufkochen lassen und die Brühe hinzufügen. Das Ganze für etwa fünf Minuten köcheln lassen.

Die Garnelen waschen und trocknen. Das Kokosfett in eine heiße Pfanne geben. Darin die Garnelen für etwa drei Minuten scharf anbraten und anschließend zur Seite stellen.

Gegebenenfalls das Zitronengras aus der Suppe nehmen. Im Anschluss die Suppe mit einem Pürierstab oder im Mixer fein pürieren, Limettensaft einer halben Limette und ein wenig Palmzucker hinzugeben. Die Garnelen in die pürierte Suppe geben und auf der nachwärmenden Herdplatte eine Viertelstunde langziehen lassen.

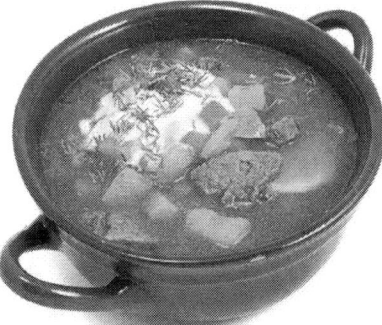

Ingwer-Kürbis-Suppe

Nährwerte pro Portion: 220 kcal, 14 g Fett, 14 g Kohlenhydrate, 4 g Eiweiß

Zutaten für 4 Portionen:

2 mittelgroße Zwiebeln — Ca. 350 g Hokkaido-Kürbis — 1 Stück Ingwer (ca. 5 cm) — 1 EL Rapsöl

2 Zehen Knoblauch — ½ TL gekörnte Gemüsebrühe — Currypulver — Pfeffer — 1-2 EL Saure Sahne

Zubereitung:

Hokkaido-Kürbisse müssen nicht geschält werden. Dementsprechend den Kürbis gründlich waschen, aufschneiden und die Fasern und Kerne mit einem Löffel herauskratzen. Im Anschluss das Kürbisfleisch in Würfel schneiden.

Die Zwiebeln und den Knoblauch schälen und fein würfeln. 600 ml kochendes Wasser mit der Brühe verrühren.

In einem großen Topf Öl erhitzen und die Zwiebeln andünsten, bis sie glasig werden. Den Knoblauch und den Ingwer hineingeben und ebenfalls dünsten lassen. Nun mit Currypulver bestäuben, umrühren und die Kürbiswürfel dazugeben. Alles unter Rühren anbräunen und danach mit der Brühe ablöschen. Bei mittlerer Hitze für zwanzig Minuten köcheln lassen. Der Kürbis sollte dann vollständig zerfallen sein.

Die Saure Sahne und weitere 100 ml Wasser unterrühren. Die Suppe im Mixer oder mit einem Pürierstab pürieren und kurz aufkochen.

Fruchtige Linsen-Suppe

Nährwerte pro Portion: 170 kcal, 22 g Kohlenhydrate, 7 g Eiweiß, 5 g Fett

Zutaten für 4 Portionen:

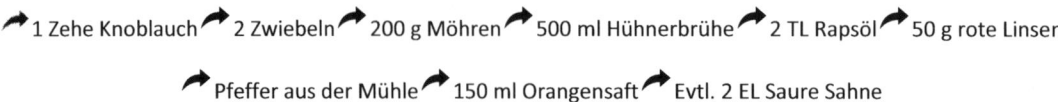

1 Zehe Knoblauch — 2 Zwiebeln — 200 g Möhren — 500 ml Hühnerbrühe — 2 TL Rapsöl — 50 g rote Linsen

Pfeffer aus der Mühle — 150 ml Orangensaft — Evtl. 2 EL Saure Sahne

Hauptmahlzeiten

Die wohl wichtigste Kategorie innerhalb dieser Rezepte dürften die Hauptmahlzeiten sein. Diese eignen sich sowohl als Mittagessen als auch als Abendessen optimal. Diese leckeren Gerichte versorgen Sie mit den richtigen Nährstoffen und Vitaminen. Sie helfen Ihnen, Schüben vorzubeugen oder diese schneller wieder in den Griff zu bekommen, damit Sie langfristig Ihre persönliche Routine im Alltag finden, die durch die richtige Ernährung optimal ergänzt wird und Ihnen ein angenehmes Leben trotz Rheuma ermöglicht.

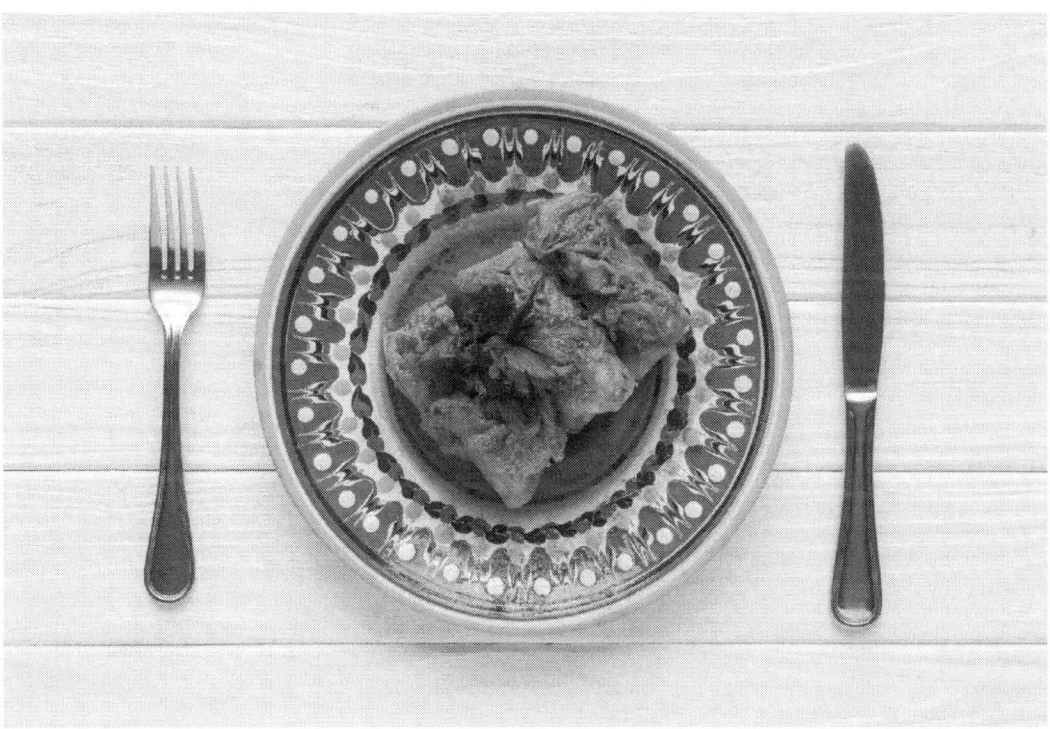

Falafel mit Avocado-Dip

Nährwerte (pro Portion): 457 kcal, 15 g Eiweiß, 28 g Fett, 36 g Kohlenhydrate

Zutaten für Salat für 4 Personen:

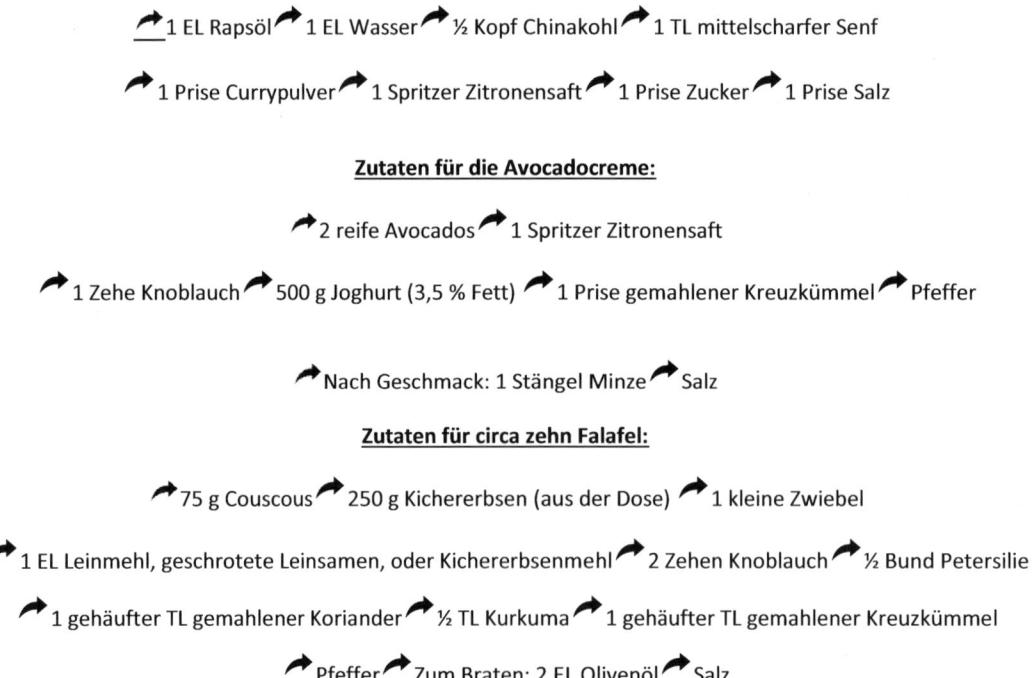

1 EL Rapsöl — 1 EL Wasser — ½ Kopf Chinakohl — 1 TL mittelscharfer Senf

1 Prise Currypulver — 1 Spritzer Zitronensaft — 1 Prise Zucker — 1 Prise Salz

Zutaten für die Avocadocreme:

2 reife Avocados — 1 Spritzer Zitronensaft

1 Zehe Knoblauch — 500 g Joghurt (3,5 % Fett) — 1 Prise gemahlener Kreuzkümmel — Pfeffer

Nach Geschmack: 1 Stängel Minze — Salz

Zutaten für circa zehn Falafel:

75 g Couscous — 250 g Kichererbsen (aus der Dose) — 1 kleine Zwiebel

1 EL Leinmehl, geschrotete Leinsamen, oder Kichererbsenmehl — 2 Zehen Knoblauch — ½ Bund Petersilie

1 gehäufter TL gemahlener Koriander — ½ TL Kurkuma — 1 gehäufter TL gemahlener Kreuzkümmel

Pfeffer — Zum Braten: 2 EL Olivenöl — Salz

Zubereitung:

Den Chinakohl gut waschen, die Blätter trennen und zerrupfen.

Dressing aus Zitronensaft, Wasser und Öl mischen und mit Salz, Zucker, Curry und Senf abschmecken. Über die Salatblätter geben und vermischen.

Die Avocados längs halbieren, den Kern herauslösen und das Fruchtfleisch heraustrennen. In einer Schüssel zerdrücken und Knoblauch darüber auspressen. Joghurt und Kreuzkümmel ebenfalls zu der Avocado geben, vermischen und salzen sowie pfeffern. Wer mag, kann nun noch frische Minze darüber streuen und den Dip kalt stellen, bis die Falafel fertig zubereitet sind.

In einem Topf mit Salzwasser das Couscous nach Packungsanweisung zubereiten und den Topf zunächst zur Seite stellen. Die Kichererbsen abgießen, gut abspülen und gründlich abtropfen. Knoblauch und Zwiebel schälen und fein schneiden. Die Petersilie säubern, das Wasser herausschütteln und fein hacken.

Knoblauch, Zwiebeln und Kichererbsen zusammen mit der Petersilie und den Gewürzen in ein hohes Gefäß geben und mit einem Pürierstab pürieren, bis die Zutaten sich gut verbunden haben.

Kichererbsenteig und Couscous mit den Händen gut vermischen und mit Salz und Pfeffer würzen. Die Masse muss recht klebrig sein, damit sie sich gut formen lässt. Kommt Ihnen die Masse zu bröckelig vor, geben Sie einfach ein wenig heißes Wasser hinzu. Den Teig dann in 10 Teile teilen, zu Bällchen formen und in heißem Öl für etwa je vier Minuten von beiden Seiten braten, bis die Falafel goldbraun ist.

Fischfilet auf Gemüse

Nährwerte pro Portion: 302 kcal, 11 g Fett, 39 g Eiweiß, 9 g Kohlenhydrate

Zutaten für 4 Portionen:

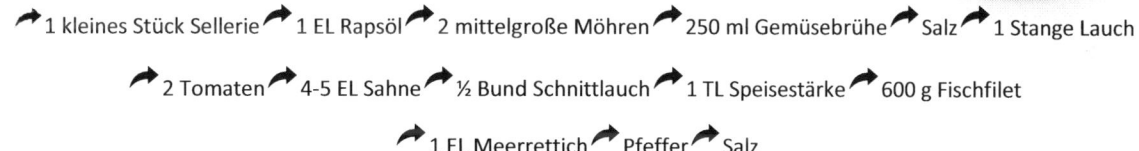

1 kleines Stück Sellerie ➤ 1 EL Rapsöl ➤ 2 mittelgroße Möhren ➤ 250 ml Gemüsebrühe ➤ Salz ➤ 1 Stange Lauch

2 Tomaten ➤ 4-5 EL Sahne ➤ ½ Bund Schnittlauch ➤ 1 TL Speisestärke ➤ 600 g Fischfilet

1 EL Meerrettich ➤ Pfeffer ➤ Salz

Zubereitung:

Die Möhren und den Sellerie schälen und in feine Scheiben schneiden. Im Rapsöl anbraten, danach die Gemüsebrühe dazugeben und für 5 Minuten andünsten lassen. Den Lauch gut waschen, ebenfalls in Stücke schneiden und dazu geben. Ein wenig salzen.

Die Tomaten in heißes Wasser geben und, sobald sich die Haut löst, abziehen. Im Anschluss in Würfel schneiden. Der Schnittlauch muss ebenfalls gewaschen und in feine Röllchen geschnitten werden. Jeweils eine Hälfte des Schnittlauchs und der Tomaten zum Gemüse geben. Sahne und Speisestärke mischen, ebenfalls hinzufügen und aufkochen lassen. Nun den Meerrettich dazu geben.

Das Fischfilet gut waschen und mit Küchenkrepp abtupfen. Danach in vier gleichgroße Stücke schneiden. Vier Stücke Alufolie schneiden, in die je ein Fischstück gut hineinpasst und darauf zuerst das Gemüse, dann je ein Stück Fischfilet verteilen. Mit Pfeffer und Salz würzen, die Alufolie schließen und die Päckchen für eine Viertelstunde bei 200 Grad im Backofen garen.

Vor dem Verzehr mit den restlichen Tomaten und dem restlichen Schnittlauch bestreuen.

Mozzarella-Auberginen-Gratin

Nährwerte pro Portion: 290 kcal, 16 g Eiweiß, 20 g Fett, 8 g Kohlenhydrate

Zutaten für 4 Portionen:

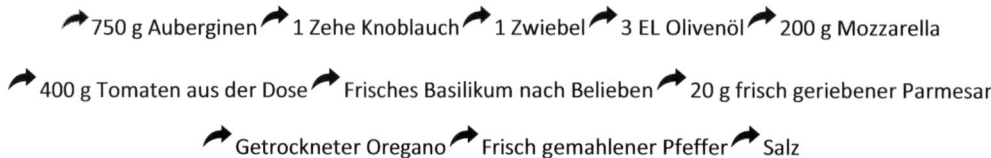

750 g Auberginen 1 Zehe Knoblauch 1 Zwiebel 3 EL Olivenöl 200 g Mozzarella

400 g Tomaten aus der Dose Frisches Basilikum nach Belieben 20 g frisch geriebener Parmesan

Getrockneter Oregano Frisch gemahlener Pfeffer Salz

Zubereitung:

Zunächst den Backofen vorheizen auf 220 Grad Umluft. Die Auberginen gründlich abwaschen und in etwa 1 cm dicke Scheiben schneiden. Die Auberginen- Scheiben auf ein Backblech legen und für je fünf bis sieben Minuten von jeder Seite im Backofen grillen lassen. Im Anschluss herausnehmen, den Ofen aber nicht ausschalten.

Während die Auberginen im Ofen sind, können schon die Zwiebel und der Knoblauch geschält werden und in Ringe bzw. in kleine Würfel geschnitten werden. Basilikum kann ebenfalls bereits gewaschen und fein gehackt werden.

In einer Pfanne Öl erhitzen und die Zwiebeln und den Knoblauch darin dünsten, bis die Zwiebeln glasig werden. Nun die Tomaten dazugeben und mit Pfeffer, Oregano, Salz und Basilikum abschmecken. Das ganze ohne Deckel für etwa 10 Minuten köcheln lassen.

Der Mozzarella muss in dünne Scheiben geschnitten werden. Mit Öl eine Auflaufform gründlich einpinseln und zwei Esslöffel hineingeben. Mit Auberginenscheiben bedecken und in folgender Reihenfolge zwei Esslöffel Tomatensauce, Mozzarella und zwei Esslöffel geriebenen Parmesan übereinander schichten. So lange wiederholen, bis alle Lebensmittel verbraucht sind. Ganz oben Mozzarella und Parmesan verteilen und für zwanzig Minuten in den vorgeheizten Backofen geben.

Italienischer Reis-Brokkoli-Gratin

Nährwerte pro Portion: 320 kcal, 18 g Eiweiß, 15 g Fett, 26 g Kohlenhydrate

Zutaten für 2 Portionen:

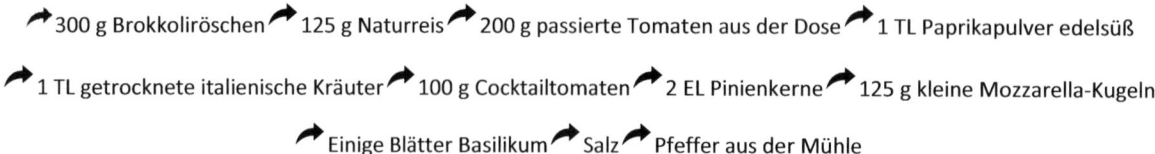

300 g Brokkoliröschen 125 g Naturreis 200 g passierte Tomaten aus der Dose 1 TL Paprikapulver edelsüß

1 TL getrocknete italienische Kräuter 100 g Cocktailtomaten 2 EL Pinienkerne 125 g kleine Mozzarella-Kugeln

Einige Blätter Basilikum Salz Pfeffer aus der Mühle

Zubereitung:

In reichlich Salzwasser den Reis entsprechend der Packungsanweisung zubereiten. Währenddessen den Brokkoli in Röschen teilen und gründlich waschen. Sobald der Reis fünf Minuten vor dem Garende ist, die Brokkoliröschen hinzugeben und mit garen lassen, bis der Reis fertig ist.

Den Backofen vorheizen auf 220 Grad Umluft. Eine Auflaufform mit den ungefähren Maßen 20 x 30 cm einfetten.

Das Brokkoli-Reis-Gemisch abtropfen lassen. Paprikapulver, italienische Kräuter, Pfeffer und Salz mit den passierten Tomaten würzen, mit dem Brokkoli-Reis-Mix vermischen und in die Auflaufform füllen.

Cocktailtomaten gründlich waschen und klein schneiden. Die Mozzarella-Kugeln genauso klein schneiden wie die Tomaten und beides in die Auflaufform geben. Danach alles mit Pinienkernen toppen.

Gratin in den Ofen geben und auf mittlerer Schiene für etwa 10 Minuten überbacken. Herausnehmen und mit Basilikumblättern bestreuen.

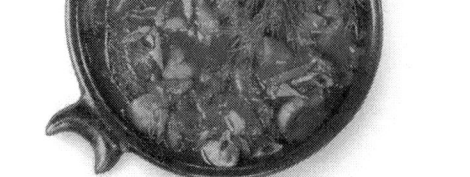

Lachsfilet mit Ofengemüse

Nährwerte pro Portion: 373 kcal, 23 g Eiweiß, 27 g Fett, 10 g Kohlenhydrate

Zutaten für 2 Portionen:

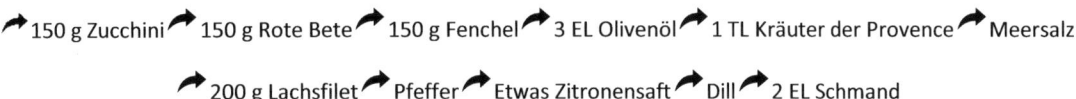

150 g Zucchini 150 g Rote Bete 150 g Fenchel 3 EL Olivenöl 1 TL Kräuter der Provence Meersalz

200 g Lachsfilet Pfeffer Etwas Zitronensaft Dill 2 EL Schmand

Zubereitung:

Den Backofen auf 180 Grad Umluft vorheizen. Die Rote Bete schälen und in dünne Scheiben schneiden. Die Zucchini und den Fenchel gründlich waschen und beides grob würfeln.

Das Gemüse mit zwei Esslöffel Olivenöl und, wenn gewünscht, mit Kräutern der Provence sowie mit Meersalz würzen. Auf einem Backblech verteilen und für etwa eine halbe Stunde im Ofen garen lassen.

Den Lachs gut waschen, mit Küchenkrepp abtupfen und in eine Auflaufform geben. Mit ein wenig Zitronensaft und einem Esslöffel Olivenöl beträufeln, salzen und leicht pfeffern. Die Form mit einem Deckel oder mit Alufolie verschließen und ebenfalls in den Ofen geben. Für etwa zwanzig Minuten garen lassen.

Zum Verzehren jeweils ein Lachsfilet mit einem Esslöffel Schmand und - wenn gewünscht - mit Dill garnieren.

Chili-Garnelen mit Avocadocreme

Nährwerte pro Portion: 173 kcal, 16,1 g Eiweiß, 8,7 g Fett, 6,7 g Kohlenhydrate

Zutaten für 2 Portionen:

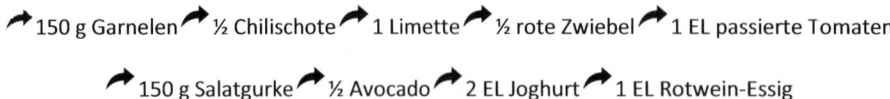

150 g Garnelen ½ Chilischote 1 Limette ½ rote Zwiebel 1 EL passierte Tomaten

150 g Salatgurke ½ Avocado 2 EL Joghurt 1 EL Rotwein-Essig

Zubereitung:

Garnelen gründlich waschen und mit Küchenkrepp abtupfen. 1 EL Limettensaft mit Salzwasser aufkochen und die Garnelen für etwa drei Minuten dazu geben. Nun herausnehmen und in eiskaltes Wasser geben. Anschließend gründlich abtropfen lassen. Jetzt die Garnelen in den restlichen Limettensaft geben und für eine Stunde in den Kühlschrank stellen.

Die Zwiebeln häuten und in feine Würfel schneiden. Die Chilischote längs aufschneiden, mit einem Teelöffel die Kerne herausschaben und ebenfalls in feine Würfel schneiden. Koriander gründlich waschen, das Wasser herausschütteln und die Blätter abtrennen. Die Gurke längs halbieren und auch ihre Kerne herausschaben. Das Fruchtfleisch der Gurke fein würfeln. Alles mit den Garnelen und den passierten Tomaten mischen und mit Pfeffer und Salz abschmecken. Für weitere zwanzig Minuten ziehen lassen.

Avocados halbieren und den Kern entfernen. Das Fruchtfleisch von der Schale trennen und mit Salz, Pfeffer, Joghurt und Rotwein-Essig mischen. Im Mixer oder mit einem Pürierstab pürieren und in Gläser füllen. Darauf die Garnelen verteilen und die Korianderblätter darüber geben.

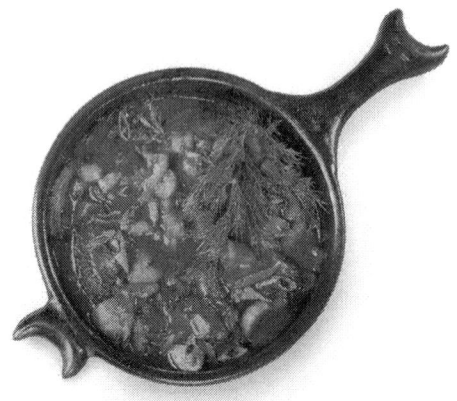

Avocado mit Tomaten gefüllt

Nährwerte pro Portion: 260 kcal, 20 g Fett, 6 g Eiweiß, 10 g Kohlenhydrate

Zutaten für 2 Portionen:

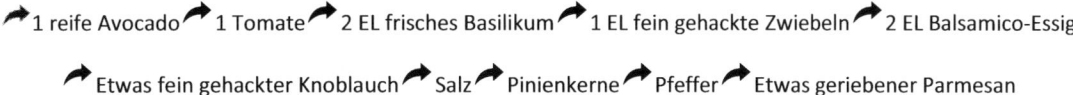

1 reife Avocado 1 Tomate 2 EL frisches Basilikum 1 EL fein gehackte Zwiebeln 2 EL Balsamico-Essig

Etwas fein gehackter Knoblauch Salz Pinienkerne Pfeffer Etwas geriebener Parmesan

Zubereitung:

Avocado längs halbieren und den Kern entfernen. Beide Hälften mit Salz und Pfeffer würzen. Die Zwiebel und den Knoblauch schälen und hacken.

In einer Pfanne ohne Öl die Pinienkerne kurz rösten, bis sie goldbraun werden.

In der Zwischenzeit die Tomate gründlich waschen und in Würfel schneiden. Den Strunk entfernen und die Würfel zusammen mit den gehackten Zwiebeln und dem Basilikum in die Avocado-Hälften geben. Ein wenig Balsamico-Essig darübergeben.

Vor dem Verzehr die Pinienkerne und ein wenig Parmesan darüber streuen.

Vegetarisches Blumenkohl-Curry

Nährwerte pro Portion: 360 kcal, 17 g Fett, 26 g Eiweiß, 20 g Kohlenhydrate

Zutaten für 4 Personen:

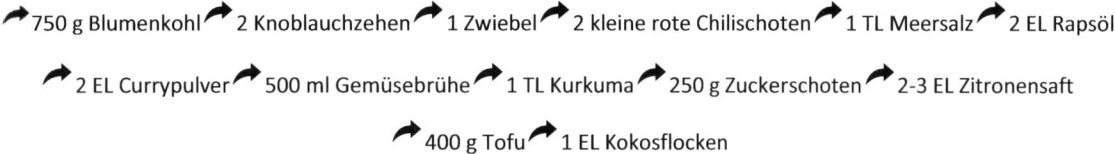

750 g Blumenkohl 2 Knoblauchzehen 1 Zwiebel 2 kleine rote Chilischoten 1 TL Meersalz 2 EL Rapsöl

2 EL Currypulver 500 ml Gemüsebrühe 1 TL Kurkuma 250 g Zuckerschoten 2-3 EL Zitronensaft

400 g Tofu 1 EL Kokosflocken

Zubereitung:

Blumenkohl gut waschen und die Röschen trennen. Den Strunk in mundgerechte Würfel schneiden. Die Zwiebel und die Knoblauchzehen schälen und fein hacken. Die Chilischote ebenfalls waschen, längs halbieren und mit einem Teelöffel die Kerne herausschaben. Auch die Chilischote fein würfeln.

In einem Topf Öl erhitzen. Chili, Knoblauch und Zwiebeln zusammen mit Curry, Salz und Kurkuma hinzugeben und für ca. drei Minuten anbraten. Dann mit Brühe ablöschen, den Blumenkohl hinzugeben und für 25 Minuten abgedeckt bei niedriger Hitze garen lassen.

Tofu würfeln. Nach einer Viertelstunde die gewaschenen Zuckerschoten und den Tofu drei Minuten vor Ende der Kochzeit dem Blumenkohl hinzufügen und mit Zitrone und Curry abschmecken. Zum Schluss noch portionieren und mit Kokos bestreuen.

Pizza aus Blumenkohl-Teig
Nährwerte pro Portion: 480 kcal, 23 g Fett, 51 g Eiweiß, 12 g Kohlenhydrate

Zutaten für Teig für 2 Personen:

220 g Blumenkohl   180 g Käse   1 Ei   ½ TL Salz   1 Zehe Knoblauch   1 TL italienische Kräuter

Zubereitung:

Der Pizzaboden ist glutenfrei. Außerdem hat "Mehl" aus Blumenkohl nur wenig Kohlenhydrate.

Blumenkohl mit einer Küchenreibe oder einem Mixer sehr fein zerkleinern lassen, bis die Konsistenz Grieß-ähnlich erscheint. Das Blumenkohl-Mehl für acht Minuten in der Mikrowelle bei 600 Watt garen. Den Backofen schon einmal auf 180 Grad Umluft vorheizen.

Knoblauch fein hacken, Käse raspeln und mit Salz, Gewürzen, Knoblauch, Blumenkohl, Käse und Ei mischen. Den Teig auf einem Backpapier ausdrücken und für 15 Minuten backen, bis der Boden knusprig wird.

Nach Belieben belegen und nochmals für 15 Minuten in den Backofen.

Saftiger Lachs auf passierten Tomaten

Nährwerte pro Portion: 410 kcal, 33 g Eiweiß, 6 g Kohlenhydrate, 28 g Fett

Zutaten für 4 Portionen:

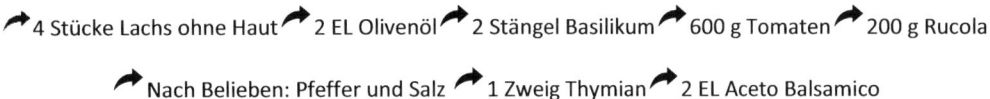

4 Stücke Lachs ohne Haut 2 EL Olivenöl 2 Stängel Basilikum 600 g Tomaten 200 g Rucola

Nach Belieben: Pfeffer und Salz 1 Zweig Thymian 2 EL Aceto Balsamico

Zubereitung:

Den Lachs gründlich waschen und mit Küchenkrepp abtupfen. Mit Pfeffer und Salz würzen und in einem Dämpfeinsatz platzieren.

Den Dämpfeinsatz auf einen Topf mit etwa drei Zentimeter hohem Wasser setzen, mit einem Deckel verschließen und für 10 Minuten über kochendem Wasser dämpfen lassen.

Die Tomaten gründlich waschen, längs teilen und den Strunk herausschneiden. Mit kochendem Wasser übergießen, kalt abschrecken und, sobald möglich, die Haut abziehen. Im Anschluss die Tomaten in je vier Stücke schneiden, das Innere entfernen und das Fruchtfleisch in mittelgroße Würfel schneiden. Den Thymian und das Basilikum waschen und trocken schütteln. Die Blättchen abzupfen und gegebenenfalls klein hacken.

In einer Pfanne einen Esslöffel Öl erhitzen und die Tomaten darin kurz erwärmen. Darauf achten, dass sie nicht zu köcheln beginnen. Die Kräuter, Salz und Pfeffer hinzugeben und abschmecken.

Den Rucola in einem Sieb waschen und trocken schütteln, die Blätter grob klein schneiden. Einen Esslöffel Olivenöl und Essig untermischen. Im Anschluss nach Geschmack pfeffern und den Lachs auf den geschmolzenen Tomaten anrichten.

Thaicurry

Nährwerte pro Portion: 604 kcal, 28 g Fett, 76 g Kohlenhydrate, 12 g Eiweiß

Zutaten für 2 Portionen:

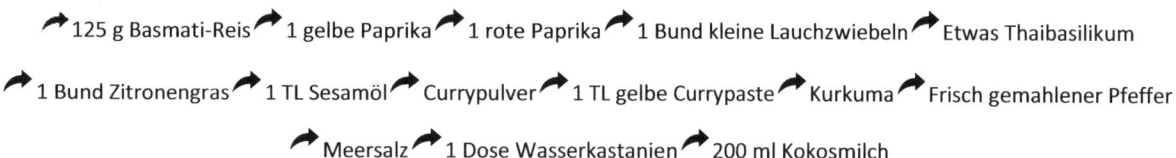

125 g Basmati-Reis — 1 gelbe Paprika — 1 rote Paprika — 1 Bund kleine Lauchzwiebeln — Etwas Thaibasilikum

1 Bund Zitronengras — 1 TL Sesamöl — Currypulver — 1 TL gelbe Currypaste — Kurkuma — Frisch gemahlener Pfeffer

Meersalz — 1 Dose Wasserkastanien — 200 ml Kokosmilch

Zubereitung:

Salzwasser aufkochen und den Reis zubereiten, wie es die Packungsbeilage vorsieht.

In der Zwischenzeit Gemüse, Basilikum und Zitronengras gründlich waschen. Die Paprika muss halbiert, entkernt und anschließend in Streifen geschnitten werden. Die Lauchzwiebel ebenfalls waschen und feine Ringe daraus schneiden. Das Zitronengras grob dritteln.

In einer Pfanne das Sesamöl erhitzen und die Currypaste hineingeben. Kurz anrösten, danach das klein geschnittene Gemüse und das Zitronengras dazu geben. Für drei Minuten unter regelmäßigem Rühren dünsten.

Salz, Curry, Kurkuma und Pfeffer zum Gemüse geben und im Anschluss die Wasserkastanien und die Kokosmilch dazu geben. Bei mittlerer Hitze für etwa fünf Minuten köcheln lassen.

Das Thaibasilikum in feine Streifen schneiden. Kurz vor Ende der Garzeit das Zitronengras vom Gemüse trennen und das Thaibasilikum dazu geben. Nur kurz unterrühren und anschließend mit dem Reis verzehren.

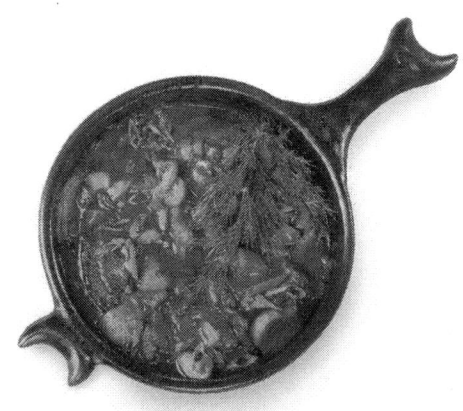

Couscous mit Hähnchenfleisch

Nährwerte pro Portion: 380 kcal, 11 g Fett, 36 g Eiweiß, 29 g Kohlenhydrate

Zutaten für 4 Portionen:

125 g Hähnchenfilet 4 Zwiebeln 2 Knoblauchzehen 4 Möhren 2 EL Olivenöl 100 g Couscous 200 g Knollensellerie

600 ml Gemüsebrühe Kümmel Koriander 6 Stiele Petersilie Pfeffer Salz

Zubereitung:

Hähnchenbrust waschen, mit einem Küchenkrepp trocken tupfen und in feine Streifen oder Würfel schneiden. Knoblauch und Zwiebeln häuten und ebenfalls fein würfeln. Möhren und Sellerie gründlich waschen, schälen und auch würfeln.

In einem großen Topf Öl erhitzen und das Hähnchenfleisch darin andünsten. Das Gemüse hinzugeben und für etwa sechs Minuten mit garen lassen. Couscous hinzufügen und alles kurz andünsten lassen, anschließend mit der Brühe auffüllen und für etwa zehn Minuten köcheln lassen.

Petersilie waschen und trocknen, danach fein hacken.

Den Couscous-Eintopf mit Kümmel, Koriander, Pfeffer und ein wenig Salz abschmecken und anschließend mit Petersilie bestreuen.

Dinkelnudeln in Tomatensoße

Nährwerte pro Portion: 469 kcal, 6 g Fett, 83 g Kohlenhydrate, 19 g Eiweiß

Zutaten für 4 Personen: *Dinkelspätzle*

1 kleine Zwiebel 1 EL Olivenöl 1 Zehe Knoblauch 500 g Dinkelnudeln 1 Prise Zucker

600 g stückige Tomaten Pfeffer Nach Belieben Basilikum Salz

Zubereitung:

Die Zwiebel und den Knoblauch schälen und in feine Würfel schneiden. Öl in einem großen Topf erhitzen und Knoblauch und Zwiebeln darin andünsten, bis die Zwiebeln glasig werden. Die Dosentomaten dazugeben und eine Viertelstunde lang köcheln lassen.

Die Dinkelnudeln nach Packungsanweisung kochen.

Die Tomatensauce mit je einer Prise Zucker, Pfeffer und Salz abschmecken. Wenn gewünscht, pürieren und vor dem Verzehr nach Geschmack Basilikum dazu geben.

Fischfilet in Senfsoße

Nährwerte pro Portion: 294 Kalorien, 45 g Eiweiß, 8 g Fett, 5 g Kohlenhydrate

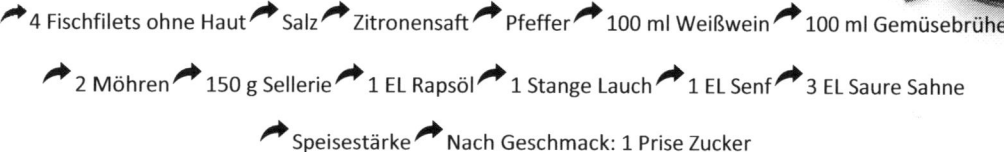

Zutaten für vier Portionen:

➜ 4 Fischfilets ohne Haut ➜ Salz ➜ Zitronensaft ➜ Pfeffer ➜ 100 ml Weißwein ➜ 100 ml Gemüsebrühe

➜ 2 Möhren ➜ 150 g Sellerie ➜ 1 EL Rapsöl ➜ 1 Stange Lauch ➜ 1 EL Senf ➜ 3 EL Saure Sahne

➜ Speisestärke ➜ Nach Geschmack: 1 Prise Zucker

Zubereitung:

Den Fisch waschen, ein wenig Zitronensaft darüber träufeln und mit Pfeffer und Salz würzen. Den Fisch in eine Auflaufform legen, den Weißwein darüber gießen und mit Alufolie abdecken, danach für zehn Minuten bei 200 Grad Umluft garen lassen.

In der Zwischenzeit Sellerie und Möhren waschen, schälen und feine Streifen daraus schneiden. Den Lauch gründlich waschen und längs halbieren, anschließend ebenfalls Streifen daraus schneiden. Das Gemüse in Rapsöl für ein paar Minuten andünsten, die Gemüsebrühe dazu geben und das Gemüse garen, bis es bissfest ist.

Die Filets aus dem Ofen nehmen. Den Fischsud zu dem Gemüse gießen und Saure Sahne, Speisestärke und Senf zu dem Gemüse geben. Köcheln lassen, bis sich das Gemüse gut gebunden hat. Mit Zucker abschmecken und anschließend den Fisch darauf anrichten.

Fischpfanne mit Frühlingsgemüse

Nährwerte pro Portion: 479 kcal, 24 g Fett, 44 g Eiweiß, 21 g Kohlenhydrate

Zutaten für zwei Portionen:

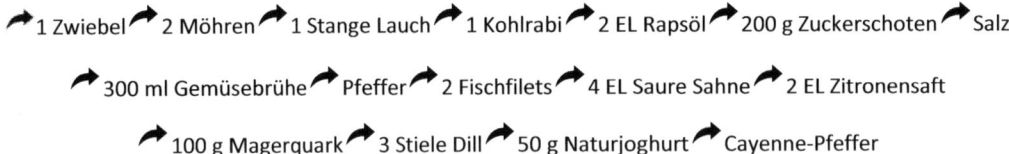

1 Zwiebel ➤ 2 Möhren ➤ 1 Stange Lauch ➤ 1 Kohlrabi ➤ 2 EL Rapsöl ➤ 200 g Zuckerschoten ➤ Salz

➤ 300 ml Gemüsebrühe ➤ Pfeffer ➤ 2 Fischfilets ➤ 4 EL Saure Sahne ➤ 2 EL Zitronensaft

➤ 100 g Magerquark ➤ 3 Stiele Dill ➤ 50 g Naturjoghurt ➤ Cayenne-Pfeffer

Zubereitung:

Die Zwiebel häuten und fein würfeln. Lauch gründlich waschen und in feine Ringe schneiden. Den Kohlrabi und die Möhre schälen und feine Streifen daraus schneiden. Die Zuckerschote ebenfalls gründlich waschen.

In einer Pfanne Öl erhitzen. Darin den Lauch und die Zwiebeln andünsten. Kohlrabi und Möhre dazugeben und kurz mitdünsten, danach mit Pfeffer und Salz würzen. Wenn die Zwiebeln bräunlich werden, die Brühe dazugeben.

Den Fisch gut waschen und mit Küchenkrepp abtupfen. Im Anschluss mit Zitronensaft (1 TL) beträufeln sowie salzen und pfeffern. Die Filets zum Gemüse geben und für eine Viertelstunde mitdünsten. Kurz vor Ende der Garzeit Zuckerschoten mitdünsten lassen.

Die Saure Sahne in der Zwischenzeit mit Magerquark, Joghurt und fein gehacktem Dill verrühren und mit dem übrigen Zitronensaft, Cayenne-Pfeffer, Salz und Pfeffer würzen.

Gedünstetes Forellenfilet mit Möhren

Nährwerte pro Portion: 355 kcal, 32 g Eiweiß, 15 g Fett, 21 g Kohlenhydrate

Zutaten für 2 Portionen:

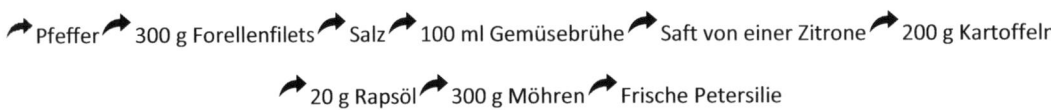

Pfeffer ➤ 300 g Forellenfilets ➤ Salz ➤ 100 ml Gemüsebrühe ➤ Saft von einer Zitrone ➤ 200 g Kartoffeln

➤ 20 g Rapsöl ➤ 300 g Möhren ➤ Frische Petersilie

Zubereitung:

Die Forellenfilets, sofern sie küchenfertig sind, mit Zitronensaft, Salz und Pfeffer marinieren.

Kartoffeln und Möhren schälen und in mundgerechte Würfel schneiden. In heißem Wasser für etwa eine Viertelstunde dünsten.

In einer weiteren Pfanne die Forellen in Gemüsebrühe für etwa 10 Minuten bei geschlossenem Deckel dünsten.

Das Gemüse nach Ende der Garzeit mit Petersilie und Rapsöl verfeinern und gemeinsam mit den Filets auf flachen Tellern servieren.

Gebratene Tomaten mit Champignons

Nährwerte pro Portion: 86 kcal, 5 g Fett, 6 g Eiweiß, 0 g Kohlenhydrate

Zutaten für 2 Portionen:

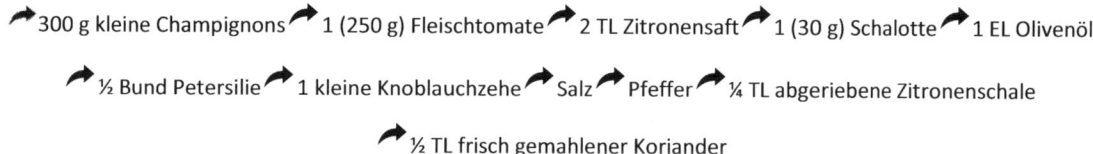

300 g kleine Champignons ✏ 1 (250 g) Fleischtomate ✏ 2 TL Zitronensaft ✏ 1 (30 g) Schalotte ✏ 1 EL Olivenöl

½ Bund Petersilie ✏ 1 kleine Knoblauchzehe ✏ Salz ✏ Pfeffer ✏ ¼ TL abgeriebene Zitronenschale

½ TL frisch gemahlener Koriander

Zubereitung:

Champignons mit Küchenkrepp sauber wischen, in Scheiben schneiden und mit Zitronensaft beträufeln. Die Fleischtomate in heißes Wasser geben, sobald sich die Haut löst, abschrecken und die Haut abziehen. Das Fruchtfleisch anschließend in vier Stücke schneiden und danach in 1-2 cm große Würfel.

Die Knoblauchzehen und die Schalotten fein würfeln und in heißem Öl glasig dünsten. Pilze hinzufügen und für etwa fünf Minuten dünsten, bis die Flüssigkeit fast komplett verdampft.

In der Zwischenzeit Petersilie gründlich waschen und hacken.

Die Tomaten grob würfeln und zum Gemüse in die Pfanne geben. Mit Zitronenschale, Koriander, Pfeffer und Salz abschmecken und am Ende Petersilie darüber streuen.

Gebratener Hering auf Gemüse

Nährwerte pro Portion: 460 kcal, 25 g Fett, 22 g Eiweiß, 33 g Kohlenhydrate

Zutaten für 2 Portionen:

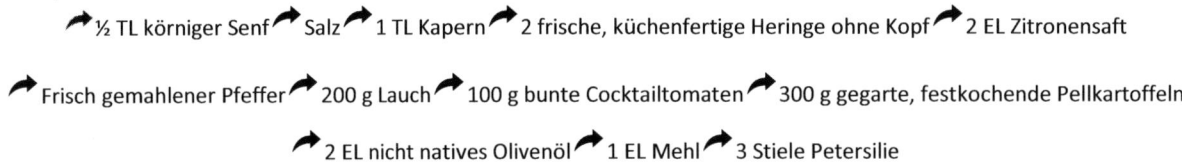

½ TL körniger Senf — Salz — 1 TL Kapern — 2 frische, küchenfertige Heringe ohne Kopf — 2 EL Zitronensaft

Frisch gemahlener Pfeffer — 200 g Lauch — 100 g bunte Cocktailtomaten — 300 g gegarte, festkochende Pellkartoffeln

2 EL nicht natives Olivenöl — 1 EL Mehl — 3 Stiele Petersilie

Zubereitung:

Kapern hacken und mit dem Joghurt und dem Senf zu einer glatten Creme verrühren. Mit Pfeffer und Salz würzen und kalt stellen.

Heringe sowohl von innen als auch von außen gründlich reinigen, trocken tupfen und mit Zitrone beträufeln. Leicht salzen und pfeffern. Die gekochten Kartoffeln pellen und in circa zwei Zentimeter große Würfel schneiden. Der Lauch muss ebenfalls geputzt, anschließend der Länge nach halbiert und in mundgerechte Streifen geschnitten werden. Tomaten ebenfalls waschen und halbieren. Die Petersilie gut abspülen und trocknen, die Blätter fein hacken.

Einen Esslöffel Öl in einer Pfanne erhitzen und die Kartoffeln für etwa vier Minuten darin anbraten. Den Lauch dazugeben, salzen und pfeffern und für etwa drei Minuten mitbraten.

In einer anderen Pfanne das übrig gebliebene Öl erhitzen. Die Heringe in Mehl panieren und für fünf Minuten bei starker Hitze anbraten. Danach die Hitze reduzieren, Heringe wenden und weitere zwei bis drei Minuten anbraten.

Die Tomaten zum anderen Gemüse geben und vorsichtig darunterheben, im Anschluss die Petersilie hinzugeben. Den Fisch mit der Joghurtsauce und dem Gemüse genießen.

Paprika gefüllt mit Linsen

Nährwerte pro Portion: 263 kcal, 17 g Eiweiß, 5 g Fett, 38 g Kohlenhydrate

Zutaten für 2 Portionen:

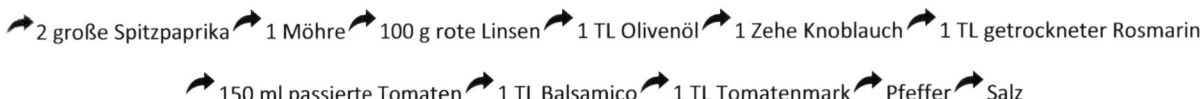

2 große Spitzpaprika — 1 Möhre — 100 g rote Linsen — 1 TL Olivenöl — 1 Zehe Knoblauch — 1 TL getrockneter Rosmarin

150 ml passierte Tomaten — 1 TL Balsamico — 1 TL Tomatenmark — Pfeffer — Salz

Zubereitung:

Etwa einen halben Liter Wasser aufkochen und die Linsen darin für etwa zehn Minuten kochen lassen.

Die Möhre waschen und schälen, danach in kleine Würfel schneiden. In einer Pfanne Öl erhitzen und die Möhre sowie den Rosmarin für etwa fünf Minuten auf mittlerer Hitze leicht anbraten.

Knoblauch schälen und hacken, im Anschluss in die Pfanne geben. Tomatenmark und passierte Tomaten zu den Möhren geben und für weitere fünf Minuten bei geringer Hitze garen lassen. Mit Pfeffer, Salz und Balsamico würzen und abschmecken.

Die Paprika waschen, der Länge nach halbieren und die Kerne herausschneiden. Die Tomatensauce in die Paprika geben und die Paprika für etwa 15 Minuten auf dem Grill oder im Backofen backen.

Fruchtiges Gemüsecurry mit Linsen

Nährwerte pro Portion: 165 kcal, 4 g Fett, 23 g Kohlenhydrate, 8 g Eiweiß

Zutaten für 4 Portionen:

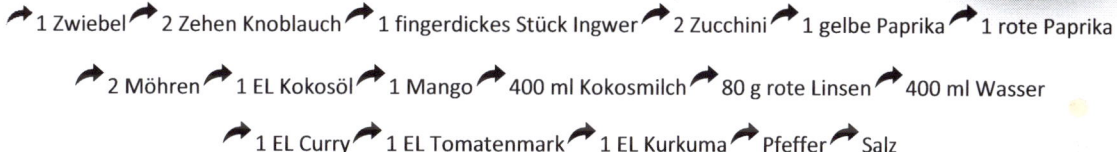

1 Zwiebel ➤ 2 Zehen Knoblauch ➤ 1 fingerdickes Stück Ingwer ➤ 2 Zucchini ➤ 1 gelbe Paprika ➤ 1 rote Paprika

2 Möhren ➤ 1 EL Kokosöl ➤ 1 Mango ➤ 400 ml Kokosmilch ➤ 80 g rote Linsen ➤ 400 ml Wasser

1 EL Curry ➤ 1 EL Tomatenmark ➤ 1 EL Kurkuma ➤ Pfeffer ➤ Salz

Zubereitung:

Die Zwiebel, den Knoblauch und die Ingwer schälen und alles fein hacken. Den Rest vom Gemüse gründlich abwaschen, trocknen und in mittelgroße Stücke schneiden. Linsen in ein Sieb geben und gründlich waschen.

Kokosöl in einer Pfanne erhitzen und das Gemüse kurz darin anbraten. Im Anschluss die Linsen und den Ingwer hinzugeben und ebenfalls kurz anrösten. Wasser und Kokosmilch dazugeben, danach das Tomatenmark und die restlichen Gewürze ergänzen und für eine Viertelstunde zugedeckt bei mittlerer Hitze köcheln lassen.

Die Mango schälen. Fruchtfleisch vom Stein trennen, zum Curry geben und verzehren.

Gegrillte Garnelenspieße mit scharfem Dip

Nährwerte pro Portion: 350 kcal, 25 g Fett, 22 g Eiweiß, 8 g Kohlenhydrate

Zutaten für 2 Portionen:

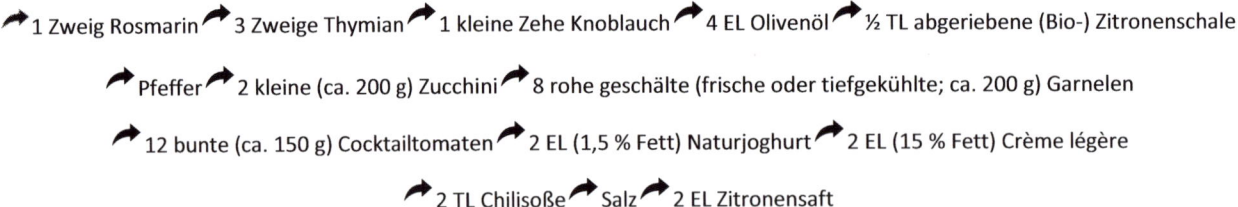

1 Zweig Rosmarin 3 Zweige Thymian 1 kleine Zehe Knoblauch 4 EL Olivenöl ½ TL abgeriebene (Bio-) Zitronenschale

Pfeffer 2 kleine (ca. 200 g) Zucchini 8 rohe geschälte (frische oder tiefgekühlte; ca. 200 g) Garnelen

12 bunte (ca. 150 g) Cocktailtomaten 2 EL (1,5 % Fett) Naturjoghurt 2 EL (15 % Fett) Crème légère

2 TL Chilisoße Salz 2 EL Zitronensaft

Zubereitung:

Vor der Zubereitung acht Holzspieße in kaltes Wasser legen und während der Zubereitung darin einweichen lassen.

Zunächst wird die Marinade hergestellt. Dafür Thymian und Rosmarin gut waschen und das Wasser heraus schütteln. Die Blätter abreißen und sehr fein hacken. Im Anschluss den Knoblauch häuten und ebenfalls fein hacken. Öl mit Pfeffer, Zitronenschale, Knoblauch und Kräutern mischen. Die Garnelen säubern und trocknen. Zucchini abwaschen, der Länge nach halbieren und in 12 Scheiben schneiden. Die Cocktailtomaten waschen.

Abwechselnd Garnelen, Tomaten und Zucchini auf Holzspieße spießen und von beiden Seiten mit der Marinade bepinseln. Danach in eine Auflaufform mit der Marinade geben und für eine Stunde im Kühlschrank ziehen lassen.

Backofen vorheizen. Für den Dip die Créme légere mit Chilisauce, Joghurt, Salz und Pfeffer mischen und kalt stellen. Anschließend die Spieße in den Backofen geben und für acht bis zehn Minuten bei 180 Grad Umluft grillen. Zwischendurch wenden.

Grillgemüse

Nährwerte pro Portion: 246 kcal, 7 g Eiweiß, 17 g Fett, 24 g Kohlenhydrate

Zutaten für 2 Portionen:

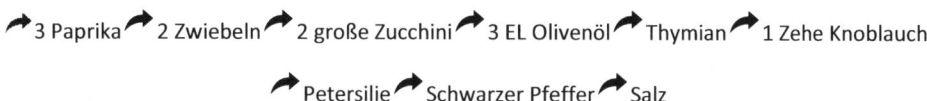

3 Paprika — 2 Zwiebeln — 2 große Zucchini — 3 EL Olivenöl — Thymian — 1 Zehe Knoblauch

Petersilie — Schwarzer Pfeffer — Salz

Zubereitung:

Gemüse gründlich waschen. Die Paprika halbieren, die Kerne entfernen und in mundgerechte Stücke schneiden. Die Zucchini in dünne Scheiben zerkleinern. Die Zwiebeln und den Knoblauch pellen und anschließend fein hacken. Die Kräuter gründlich waschen und ebenfalls fein schneiden.

Das Gemüse in eine Auflaufform geben und durchmischen. Mit Olivenöl beträufeln, danach würzen und die Kräuter darüber verteilen. Gut vermischen und in den vorgeheizten Backofen geben. Etwa eine halbe Stunde bei 180 Grad Umluft garen lassen.

Grilltomaten mit Feta-Füllung

Nährwerte pro Portion: 500 kcal, 43 g Fett, 8 g Kohlenhydrate, 19 g Eiweiß

Zutaten für 2 Portionen:

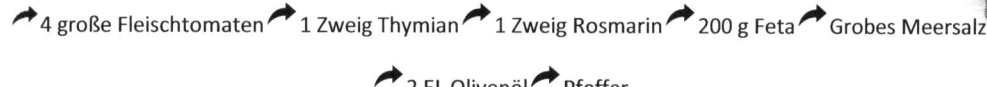

4 große Fleischtomaten — 1 Zweig Thymian — 1 Zweig Rosmarin — 200 g Feta — Grobes Meersalz

2 EL Olivenöl — Pfeffer

Zubereitung:

Grill oder Backofen vorheizen. Die Tomaten gründlich waschen und jeweils den Deckel vorsichtig abschneiden. Die Kerne mit einem Löffel heraustrennen und die Tomaten umgekehrt auf ein Küchenkrepp legen, sodass die Flüssigkeit heraus laufen kann. Die Kräuter reinigen und trocknen. Nadeln und Blätter abzupfen und klein hacken.

Den Feta zerbröseln, mit Kräutern und Öl vermischen und salzen sowie pfeffern. Das Gemisch in die Tomaten geben und den Deckel wieder draufsetzen.

Vier Stück Alufolie zurechtschneiden, in die die Tomaten passen, mit Öl bestreichen und die Tomaten darin einwickeln. Bei direkter, starker Hitze für etwa zehn Minuten grillen lassen (im Backofen bei 180 Grad Oberhitze).

Gemüsenudeln mit Tomatensugo

Nährwerte pro Portion: 460 kcal, 9 g Fett, 16 g Eiweiß, 69 g Kohlenhydrate

Zutaten für 2 Portionen:

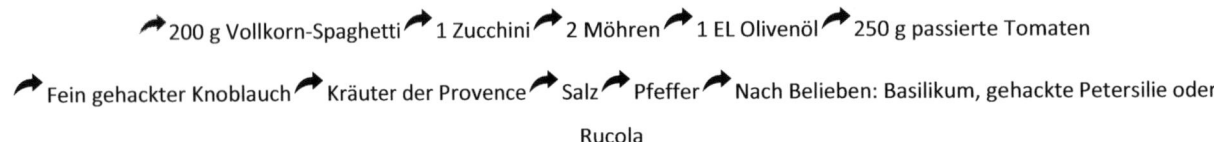

200 g Vollkorn-Spaghetti 1 Zucchini 2 Möhren 1 EL Olivenöl 250 g passierte Tomaten

Fein gehackter Knoblauch Kräuter der Provence Salz Pfeffer Nach Belieben: Basilikum, gehackte Petersilie oder Rucola

Zubereitung:

Die Spaghetti entsprechend der Packungsanweisung bissfest zubereiten. In der Zwischenzeit die Möhren schälen und die Zucchini waschen. Danach beides mit einem Sparschäler in lange, dünne Streifen schälen. Die Gemüsestreifen circa drei Minuten vor Ende der Garzeit zu den Nudeln geben. Anschließend alles in einem Sieb abtropfen.

Knoblauch häuten und hacken. In einem Topf Öl erhitzen und Knoblauch darin kurz dünsten lassen. Die Kräuter und die passierten Tomaten dazugeben und für etwa fünf Minuten bei schwacher Hitze köcheln lassen. Im Anschluss mit Pfeffer und Salz abschmecken und nach Belieben mit Kräutern der eigenen Wahl ergänzen.

Gemüse-Nudel-Kombi mit Tomatensauce mischen und verzehren.

Gemüsepfanne

Nährwerte pro Portion: 170 kcal, 7 g Fett, 9 g Eiweiß, 17 g Kohlenhydrate

Zutaten für 2 Portionen:

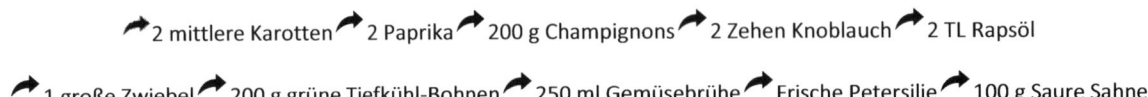

2 mittlere Karotten 2 Paprika 200 g Champignons 2 Zehen Knoblauch 2 TL Rapsöl

1 große Zwiebel 200 g grüne Tiefkühl-Bohnen 250 ml Gemüsebrühe Frische Petersilie 100 g Saure Sahne

Zubereitung:

Gemüse gründlich waschen und in mundgerechte Stücke schneiden. Die Zwiebel und den Knoblauch häuten und beides fein hacken.

In einer Pfanne Rapsöl erhitzen. Die Karotte, die Zwiebeln und den Knoblauch darin andünsten, bis die Zwiebeln glasig werden. Nun die Paprika und die Champignons dazugeben und für weiter zehn Minuten dünsten lassen.

Die Petersilie fein hacken. Vor Ende der Garzeit die Bohnen und die Petersilie mit in die Pfanne geben und ebenfalls garen. Mit der Gemüsebrühe das Gemüse ablöschen und mithilfe der Sauren Sahne sämig machen. Zum Schluss nur noch salzen und pfeffern.

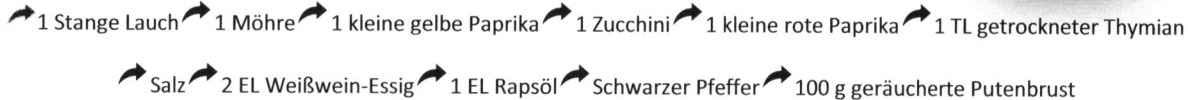

Gemüsepfanne mit geräucherter Putenbrust

Nährwerte pro Portion: 504 kcal, 35 g Eiweiß, 24 g Fett, 28 g Kohlenhydrate

Zutaten für 1 Portion:

1 Stange Lauch 1 Möhre 1 kleine gelbe Paprika 1 Zucchini 1 kleine rote Paprika 1 TL getrockneter Thymian

Salz 2 EL Weißwein-Essig 1 EL Rapsöl Schwarzer Pfeffer 100 g geräucherte Putenbrust

Zubereitung:

Das Gemüse gründlich waschen und schälen. Den Lauch in feine Ringe und die Möhren und die Zucchini in längliche Streifen schneiden. Die Paprika in mundgerechte Stücke zerkleinern.

In einer Pfanne Öl erhitzen und den Thymian darin dünsten. Zwei Esslöffel Wasser und das Gemüse hinzufügen und für fünf Minuten dünsten. Mit dem Essig ablöschen und vom Herd nehmen. Mit Pfeffer und Salz würzen.

Putenbrust in Scheiben schneiden oder halbieren und unter das Gemüse heben.

Kohlrabi-Lasagne

Nährwerte pro Portion: 460 kcal, 19 g Kohlenhydrate, 42 g Eiweiß, 24 g Fett

Zutaten für 4 Portion:

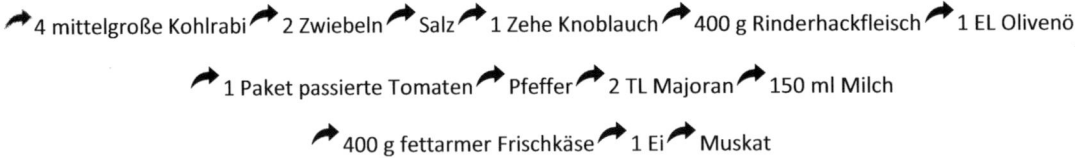

4 mittelgroße Kohlrabi ➤ 2 Zwiebeln ➤ Salz ➤ 1 Zehe Knoblauch ➤ 400 g Rinderhackfleisch ➤ 1 EL Olivenöl

1 Paket passierte Tomaten ➤ Pfeffer ➤ 2 TL Majoran ➤ 150 ml Milch

400 g fettarmer Frischkäse ➤ 1 Ei ➤ Muskat

Zubereitung:

Kohlrabi schälen und in dünne Scheiben schneiden. Für fünf bis sieben Minuten in Salzwasser kochen, anschließend abgießen und gut auskühlen lassen. In der Zwischenzeit die Zwiebeln und den Knoblauch pellen und fein würfeln. In einem Topf Öl erhitzen und Hackfleisch darin anbraten. Knoblauch und Zwiebeln hinzugeben und ebenfalls mitbraten, danach die passierten Tomaten dazugeben und für weitere zwanzig Minuten vor sich hin köcheln lassen. Die Bolognese mit Majoran, Pfeffer und Salz würzen.
Den Backofen auf 200 Grad Umluft vorheizen. Milch, Eier und 200 g vom Frischkäse in einer Schüssel zu einer Creme rühren, danach mit Muskatnuss, Salz und Pfeffer würzen. Den Rest vom Frischkäse zur Bolognese geben.
In einer Auflaufform abwechselnd Bolognese und Kohlrabischeiben schichten. Die Lasagne mit der Eiermilch begießen und für eine halbe Stunde im Ofen backen lassen.

Lachs auf Fenchel-Möhren-Gemüse

Nährwerte pro Portion: 428 kcal, 32 g Eiweiß, 11 g Kohlenhydrate, 29 g Fett

Zutaten für 2 Portionen:

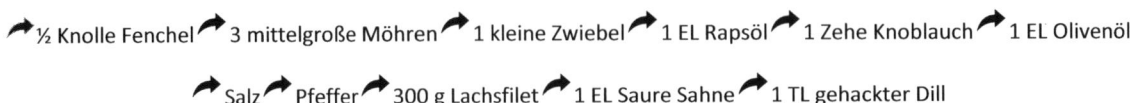

½ Knolle Fenchel ➤ 3 mittelgroße Möhren ➤ 1 kleine Zwiebel ➤ 1 EL Rapsöl ➤ 1 Zehe Knoblauch ➤ 1 EL Olivenöl

Salz ➤ Pfeffer ➤ 300 g Lachsfilet ➤ 1 EL Saure Sahne ➤ 1 TL gehackter Dill

Zubereitung:

Den Fenchel und die Möhren gründlich waschen und in feine Scheiben hacken. Zwiebel häuten und fein würfeln, den Knoblauch pressen.

Der Lachs muss in zwei gleich große Steaks geschnitten, danach mit Pfeffer und Salz gewürzt und für etwa 12 Minuten ohne Öl im Ofen gegart werden, bis er leicht bräunlich wird.

In der Zwischenzeit das geschnittene Gemüse in Wasser und Öl für etwa zehn Minuten dünsten, bis es bissfest ist. Im Anschluss den Dill und die Saure Sahne zugeben und mit Pfeffer und Salz würzen.

Die Filets auf dem Gemüse anrichten.

Lachsfilet im Gemüsepäckchen

Nährwerte pro Portion (mit Lauch und Karotten): 369 kcal, 22 g Fett, 10 g, Kohlenhydrate, 32 g Eiweiß

Zutaten für 4 Portionen:

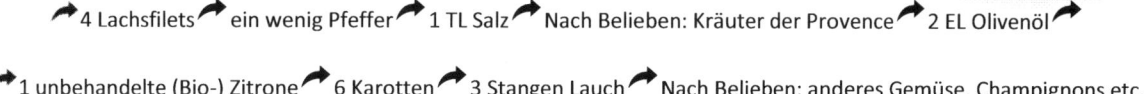

➤ 4 Lachsfilets ➤ ein wenig Pfeffer ➤ 1 TL Salz ➤ Nach Belieben: Kräuter der Provence ➤ 2 EL Olivenöl ➤

➤ 1 unbehandelte (Bio-) Zitrone ➤ 6 Karotten ➤ 3 Stangen Lauch ➤ Nach Belieben: anderes Gemüse, Champignons etc.

Zubereitung:

Den Backofen auf 180 Grad Umluft vorheizen. Aus 2 Blättern Backpapier jeweils zwei Päckchen knicken, in die der Lachs hineinpasst.

Den Lachs gut abwaschen und mit Küchenkrepp trocknen. Nun rundherum mit Kräutern der Provence, Pfeffer und Salz würzen. Auf je ein Stück Backpapier ein Filet setzen.

Die Zitrone halbieren und den Saft einer Hälfte auspressen. Den Zitronensaft mit Salz, Kräutern und Olivenöl mischen. Karotten gut waschen und grob raspeln. Der Lauch muss halbiert, gewaschen und in dünne Streifen geschnitten werden.

Lauch und Karotte zur Öl-Sauce geben, gut vermengen und auf den Lachsfilets garnieren.

Die übrige Zitronenhälfte kann nun in Scheiben geschnitten und auf dem Gemüse platziert werden. Die Päckchen müssen nun zusammengefaltet werden und bei 25 Minuten auf mittlerer Schiene im Backofen garen.

Linsenbratlinge mit Joghurt-Dip

Nährwerte pro Portion: 560 kcal, 21 g Eiweiß, 32 g Fett, 41 g Kohlenhydrate

Zutaten für die Bratlinge für 4 Portionen:

200 g getrocknete braune oder grüne Linsen ✦ 1 Lorbeerblatt ✦ ½ TL getrockneter Thymian ✦ 80 g Zwiebeln

1 rote Chilischote ✦ 2 Zehen Knoblauch ✦ 1 EL raffiniertes Olivenöl ✦ 1 (vom Vortag) Dinkelbrötchen ✦ 200 g Möhren

1 Bund glatte Petersilie ✦ 1 Eigelb ✦ 1 EL helle Sesamsamen ✦ 2 EL Dinkelmehl ✦ Salz und Pfeffer

Frisch geriebener Muskat ✦ Gemahlener Koriander und Kreuzkümmel

Zubereitung:

In einem Sieb Linsen waschen und gut abtropfen lassen. In einem halben Liter Wasser zusammen mit Thymian und dem Lorbeerblatt für circa 40 Minuten kochen lassen.

Die Zwiebeln und den Knoblauch häuten und fein würfeln. Die Chilischote der Länge nach aufschneiden und die Kerne mit einem Teelöffel herausschaben. Die Chilischote waschen und fein hacken. Die Möhren gründlich waschen und mit einer Küchenreibe fein raspeln. In einer Schüssel voller warmem Wasser das Brötchen einweichen. Petersilie waschen, trocknen und fein hacken.

In einer kleinen Pfanne Öl erhitzen und die Chilischote, den Knoblauch und die Zwiebeln darin anschwitzen, bis die Zwiebeln glasig werden. Danach gut salzen. Das Lorbeerblatt von den Linsen trennen und, wenn noch Wasser übrig ist, dieses abgießen. Das Brötchen gründlich auspressen und mit Mehl, Ei, Sesam, der Mischung aus Zwiebel und Knoblauch, der Petersilie, den Möhren und den Linsen vermischen. Mit Pfeffer, Muskat, Kreuzkümmel, Koriander und Salz würzen.

Aus dem Teig etwa acht bis zehn Bratlinge kneten und in einer beschichteten Pfanne mit heißem Öl bei mittlerer Hitze von beiden Seiten für drei bis vier Minuten braten.

Mit dem Dip verzehren.

Zutaten für den Dip:

60 g Frühlingszwiebeln ✦ 1 EL natives Olivenöl ✦ 300 g Naturjoghurt ✦ Salz und Pfeffer ✦ 1 EL Leinöl

Zubereitung:

Die Frühlingszwiebeln gründlich waschen und in feine Ringe schneiden. Mit dem Joghurt und dem Öl vermengen und mit Pfeffer und Salz abschmecken.

Snacks und Desserts

Auch für zwischendurch bieten wir Ihnen hier eine kleine, aber feine Auswahl an Snacks, mit denen Sie sich das Leben versüßen oder sich einfach einmal zwischendurch etwas Gutes tun können. Viele der Snacks eignen sich auch als hervorragende Desserts und können somit sogar eine optimale Ergänzung zu Ihrer Hauptspeise sein!

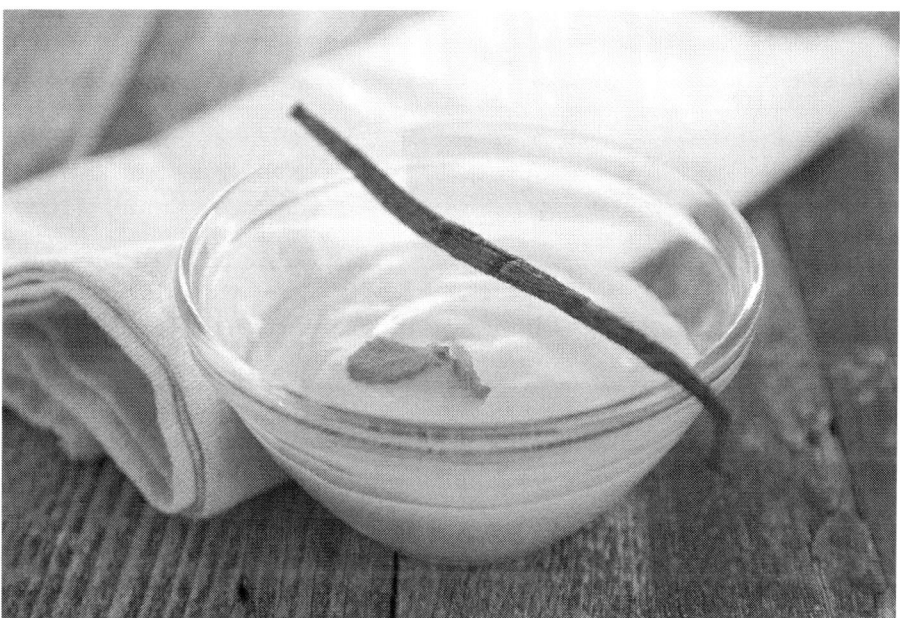

Brownies ohne Backen

Nährwerte pro Portion: 439 kcal, 11 g Eiweiß, 29 g Fett, 29 g Kohlenhydrate

Zutaten für ca. 8 Stück:

300 g Medjool-Datteln 180 g Walnüsse oder Haselnüsse 150 g ganze, ungeschälte Mandeln

½ TL Meersalz 100 g Kakao

Zubereitung:

Haben Sie <u>keinen</u> leistungsstarken Mixer, so sollten Sie die Nüsse möglichst klein hacken und die Datteln sehr klein schneiden. Andernfalls erübrigt sich dieser Schritt.

Die Datteln müssen entsteint, grob zerschnitten und in lauwarmem Wasser für eine halbe Stunde aufgeweicht werden. In der Zwischenzeit die Mandeln hacken.

Die Nüsse müssen mit einem Pürierstab oder im Mixer gemahlen werden, bis eine mehlartige Konsistenz entsteht. Danach das Kakaopulver und das Salz dazugeben und ein weiteres Mal mixen.

Die Dattelstücke nun aus dem Wasser nehmen und gut abtropfen lassen. Das Einweichwasser jedoch nicht entsorgen, dies wird später noch benötigt.

Das Nussmehl sollte sich immer noch im Mixer befinden. Dort müssen nun auch die Dattelstücke hinzugegeben werden, sodass durch weiteres Mixen ein glatter Teig entsteht, der zusammenklebt. Klebt er nicht zusammen, so geben Sie Esslöffel für Esslöffel etwas Einweichwasser dazu. Anschließend die Mandeln dazugeben und gut kneten.

Der Teig muss nun in eine flache Schüssel gegeben und gut verteilt werden. Nachdem der Teig für 24 Stunden abgedeckt im Kühlschrank stand, lässt sich der Brownie gut zerschneiden.

Schoko-Kokos-Pudding

Nährwerte pro Portion: 120 kcal, 8 g Eiweiß, 5 g Fett, 10 g Kohlenhydrate

Zutaten für 2 Portionen:

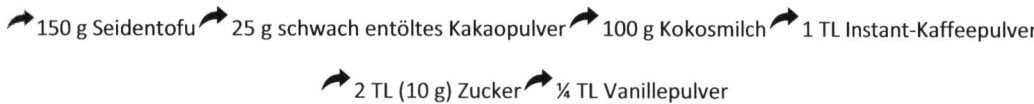

150 g Seidentofu 25 g schwach entöltes Kakaopulver 100 g Kokosmilch 1 TL Instant-Kaffeepulver

2 TL (10 g) Zucker ¼ TL Vanillepulver

Zubereitung:

Die Kokosmilch zusammen mit dem Tofu in einen Rührbecher geben und mit einem Pürierstab fein pürieren. Danach Zucker, Vanille, Kaffee und Kakao dazugeben und nochmals pürieren, bis eine glatte Creme entsteht.

Den Pudding in kleine Schälchen geben und für 30 Minuten im Kühlschrank ziehen lassen. Im Anschluss nach Belieben toppen mit Kokoschips, Streuseln, Veilchen, Beeren etc.

Brotchips

Nährwerte pro Portion: 143 kcal, 15 Kohlenhydrate, 8 g Fett, 2 g Eiweiß

Zutaten für 1 Portion:

1 EL Rapsöl ½ TL gerebelter Thymian 2 Prisen Salz ½ Brötchen (frisch oder vom Vortag)

Zubereitung:

Der Backofen sollte auf 180 Grad Umluft vorgeheizt werden. Anschließend eine Marinade aus Öl, Salz und Thymian herstellen.

Das halbe Brötchen muss in möglichst dünne Scheiben geschnitten werden, welche anschließend auf ein Backblech gelegt werden müssen und von beiden Seiten mit der Marinade bestrichen werden sollten.

Die Chips dann für zehn bis zwölf Minuten in den Backofen geben.

Antipasti-Brötchen

Nährwerte pro Brötchen: 60 kcal, 9 g Kohlenhydrate, 2 g Fett, 2 g Eiweiß

Zutaten für 25 Stück:

➤ 1 kleine Zwiebel ➤ 5–6 getrocknete Tomaten in Öl ➤ 1 EL Rapsöl ➤ 80 g schwarze Oliven ohne Stein ➤ ½ TL Zucker

➤ 10 g frische Hefe ➤ 300 g Dinkelmehl Type 630 ➤ Pfeffer ➤ 1 TL Salz

Zubereitung:

Die Zwiebel pellen und in feine Würfel schneiden. Rapsöl in einer Pfanne erhitzen und die Zwiebeln darin dünsten, bis sie glasig werden.

Die getrockneten Tomaten und die Oliven fein würfeln. In zwei Esslöffeln lauwarmem Wasser Zucker und Hefe auflösen. Drei Esslöffel des Öls, in dem die Tomaten eingelegt waren, dazugeben, außerdem 100 ml Wasser, Pfeffer, Salz und Mehl. Die Oliven und die Tomaten sowie die Zwiebeln ebenfalls dazugeben und zu einem glatten Teig kneten.

Für eine Stunde zugedeckt bei Raumtemperatur ruhen lassen, danach noch einmal durchkneten und 25 Brötchen in der Größe einer Walnuss formen. Auf ein mit Backpapier ausgelegtes Backblech legen und nochmals 10 Minuten ruhen lassen.

Ein wenig kaltes Wasser über die Brötchen sprenkeln und bei 180 Grad Umluft im nicht-vorgeheizten Backofen für 20 Minuten aufbacken.

Bärlauch-Käse-Scones

Nährwerte pro Stück: 121 kcal, 15 g Kohlenhydrate, 5 g Fett, 4 g Eiweiß

Zutaten für 12 Stück:

➤ 8–10 Bärlauch-Blätter ➤ 250 g Dinkelmehl Type 630 ➤ 60 g Mozzarella ➤ 1 TL Salz ➤ Schwarzer Pfeffer ➤ 1 Prise Zucker

➤ 3 TL Backpulver ➤ 100 ml Milch ➤ 50 g kalte Butter ➤ Etwas Milch zum Bestreichen

Zubereitung:

Den Bärlauch gründlich waschen und trocken schütteln. Anschließend fein hacken. Den Mozzarella fein würfeln.

Backpulver, Pfeffer, Zucker, Salz und Mehl vermischen. Kalte Butter portionsweise dazugeben und unterheben. Danach Milch, Käse und den Bärlauch hinzugeben und kneten, bis ein Teig entsteht. Dieser muss 15 Minuten lang ruhen.

Aus dem Teig 12 etwa gleichgroße Kugeln formen, auf einem Backblech verteilen und mit Milch bepinseln.

Für 15 Minuten bei 160 Grad Umluft backen, bis die Scones goldbraun sind.

Apfel-Waffeln

Nährwerte pro Waffel: 230 kcal, 24 g Kohlenhydrate, 13 g Fett, 5 g Eiweiß

Zutaten für 20 Stück:

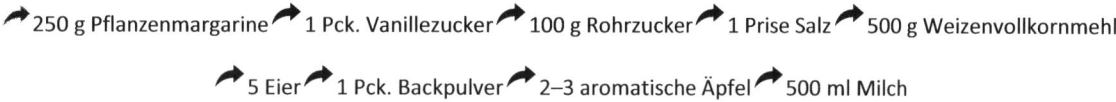

250 g Pflanzenmargarine 1 Pck. Vanillezucker 100 g Rohrzucker 1 Prise Salz 500 g Weizenvollkornmehl

5 Eier 1 Pck. Backpulver 2–3 aromatische Äpfel 500 ml Milch

Zubereitung:

Die Margarine mit Salz, Vanillezucker und Rohrzucker schaumig schlagen und nach und nach die Eier unter ständigem Rühren dazugeben. Mehl und Backpulver vermischen und gemeinsam mit der Milch einrühren.

Äpfel vom Kerngehäuse befreien und schälen. Grob reiben und mit dem Teig verrühren.

Die Waffeln Stück für Stück in einem Waffeleisen backen.

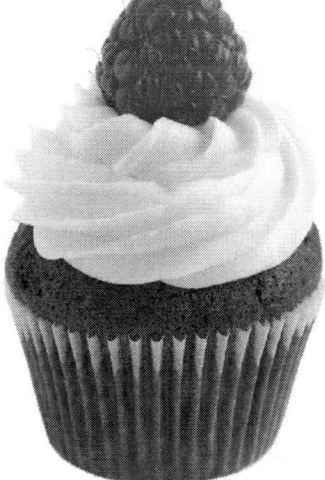

Apfelmus-Quark-Trifle

Nährwerte pro Portion: 111 kcal, 33 g Kohlenhydrate, 4 g Fett, 11 g Eiweiß

Zutaten für 4 Portionen:

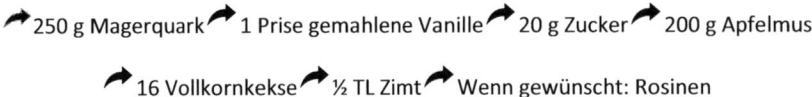

250 g Magerquark   1 Prise gemahlene Vanille   20 g Zucker   200 g Apfelmus

16 Vollkornkekse   ½ TL Zimt   Wenn gewünscht: Rosinen

Zubereitung:

Den Zucker mit dem Quark vermischen und ein wenig Vanille unterrühren. Das Apfelmus mit Zimt verfeinern. Die Kekse grob zerbrechen.

Kleine Gläser mit je einer Schicht Kekse, einer Schicht aus zwei Esslöffeln Quark und einer Schicht Apfelmus befüllen. So lange wiederholen, bis alle Zutaten aufgebraucht sind. Ganz oben, wenn gewünscht, Rosinen verteilen.

Kokos-Erdbeer-Milchreis

Nährwerte pro Portion: 523 kcal, 81 g Kohlenhydrate, 14 g Fett, 14 g Eiweiß

Zutaten für 4 Portionen:

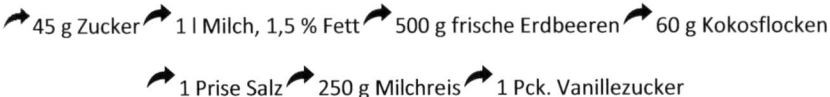

45 g Zucker   1 l Milch, 1,5 % Fett   500 g frische Erdbeeren   60 g Kokosflocken

1 Prise Salz   250 g Milchreis   1 Pck. Vanillezucker

Zubereitung:

Erdbeeren gründlich waschen und fein würfeln. Einen Esslöffel Zucker untermischen.

Zur Herstellung des Milchreises die Milch aufkochen. Milchreis und die Hälfte der Kokosflocken dazugeben und verrühren. Auf mittlerer Hitze für 25 Minuten aufquellen, gelegentlich umrühren.

Nach der Hälfte der Zeit Vanillezucker, Zucker und Salz dazugeben. Sind die Reiskörner schön weich, ist der Milchreis fertig. In einer Pfanne ohne Öl die Kokosflocken braun anrösten und die Flocken sowie die Erdbeerstücke über dem Milchreis verteilen.

Kleine Zwetschgen-Tartes

Nährwerte pro Portion: 382 kcal, 49 g Kohlenhydrate, 17 g Fett, 7 g Eiweiß

Zutaten für 10 Tartes:

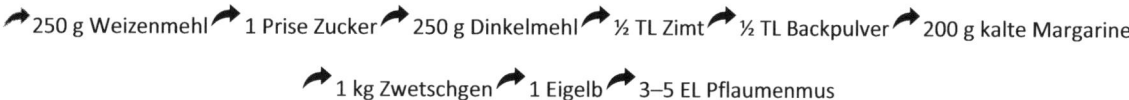

250 g Weizenmehl　1 Prise Zucker　250 g Dinkelmehl　½ TL Zimt　½ TL Backpulver　200 g kalte Margarine

1 kg Zwetschgen　1 Eigelb　3–5 EL Pflaumenmus

Zubereitung:

Die Mehlsorten mit 5 EL Wasser, Eigelb, Margarine, Zimt, Backpulver und Zucker zu einem Mürbeteig verarbeiten. Den Teig dritteln. Zwei Drittel zu einer großen Kugel formen, in Frischhaltefolie einwickeln und im Kühlschrank ruhen lassen.

Aus dem anderen Drittel werden Streusel hergestellt. Dafür einfach den Teig mithilfe einer Gabel oder mit den Händen zerkrümeln und beiseitestellen.

Die Zwetschgen müssen gründlich gereinigt, anschließend halbiert, entkernt und jedes Stück noch ein weiteres Mal halbiert werden.

Die Tartelette-Förmchen mit Öl bestreichen. Der Teig aus dem Kühlschrank kann nun ausgerollt und in passende Stücke geschnitten werden, die als Boden der Tartelettes dienen. In die Förmchen legen und an den Seiten einen Rand hochziehen. Ein wenig Pflaumenmus auf den Teigboden streichen, die Zwetschgen-Stücke darauf verteilen und anschließend mit den Streuseln abdecken.

Für 45 Minuten bei 160 Grad Umluft backen.

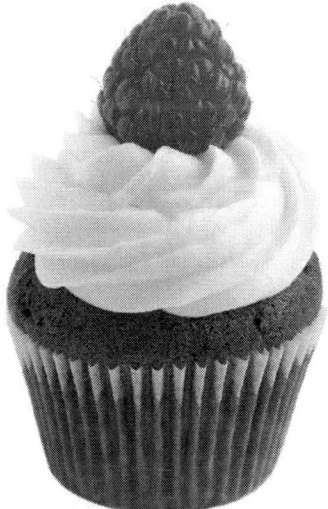

Himbeer-Kokos-Eis mit Basilikum

Nährwerte pro Portion: 430 kcal, 34 g Fett, 5 g Eiweiß, 21 g Kohlenhydrate

Zutaten für 4 Portionen:

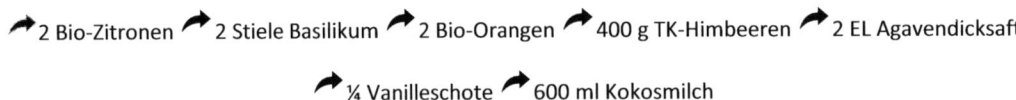

2 Bio-Zitronen 2 Stiele Basilikum 2 Bio-Orangen 400 g TK-Himbeeren 2 EL Agavendicksaft

¼ Vanilleschote 600 ml Kokosmilch

Zubereitung:

Eine Orange und eine Zitrone gründlich abspülen und die Schale mit einer feinen Küchenreibe abreiben. Alle Orangen und Zitronen halbieren und den Saft herauspressen. Das Basilikum abwaschen und ausschütteln, danach die Blätter abtrennen. Die Vanilleschoten längs halbieren und mit einer Messerspitze das Mark von der Schote trennen.

Die tiefgefrorenen Himbeeren in einen Standmixer geben und 200 ml Kokosmilch, Vanillemark, die Hälfte des Zitrussaftes, 4 Basilikumblätter sowie einen Esslöffel Agavendicksaft fein pürieren.

Den Rest der Kokosmilch, die Schale der Zitronen und Orangen und den übrigen Agavendicksaft sowie den Orangen-/Zitronensaft in einem Rührbecher mit einem Handrührgerät schaumig schlagen.

Den Schaum und das Himbeereis in Schälchen füllen und mit den übrigen Basilikumblättern servieren.

Schoko-Kirsch-Gläschen

Nährwerte pro Portion: 180 kcal, 3 g Eiweiß, 4 g Fett, 32 g Kohlenhydrate

Zutaten für 8 Portionen:

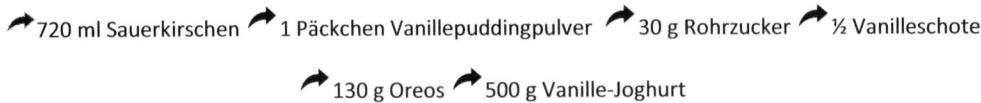

720 ml Sauerkirschen 1 Päckchen Vanillepuddingpulver 30 g Rohrzucker ½ Vanilleschote

130 g Oreos 500 g Vanille-Joghurt

Zubereitung:

Die Kirschen in ein Sieb schütten und abtropfen lassen, den Saft jedoch nicht entsorgen. 250 ml des Kirschsafts zusammen mit dem Zucker aufkochen. Das Puddingpulver mit dem übrigen Kirschsaft verrühren und zum heißen Saft geben. Für etwa eine Minute köcheln lassen, dabei umrühren. Danach vom Herd nehmen und die Kirschen unterrühren.

Die Vanilleschote der Länge nach aufschneiden und das Mark mit einem Messer herausschaben. Mit dem Joghurt verrühren, die Kekse zerkrümeln und abwechselnd eine Schicht Kirschen, eine Schicht Joghurt und eine Schicht Krümel in die Gläser geben.

Pflanzliche Mousse au Chocolat

Nährwerte pro Portion: 270 kcal, 15 g Fett, 9 g Eiweiß, 20 g Kohlenhydrate

Zutaten für 4 Portionen:

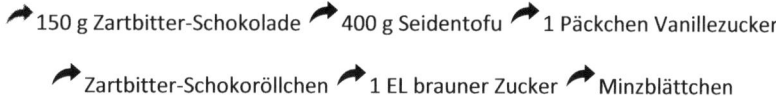

150 g Zartbitter-Schokolade 400 g Seidentofu 1 Päckchen Vanillezucker

Zartbitter-Schokoröllchen 1 EL brauner Zucker Minzblättchen

Zubereitung:

Tofu in ein Sieb legen und für mindestens zwei Stunden abtropfen lassen. Die Schokolade fein hacken und in einem Wasserbad schmelzen. Den Zucker und den Vanillezucker hineingeben und glattrühren.

Den Seidentofu mit einem Pürierstab oder im Mixer pürieren und die Schokolade nach und nach dazugeben. Währenddessen weiterhin pürieren. Ist die Creme fertig, muss sie in Gläschen gefüllt und für drei Stunden kaltgestellt werden.

Die Gläschen mit der Minze und den Schokoröllchen verzieren.

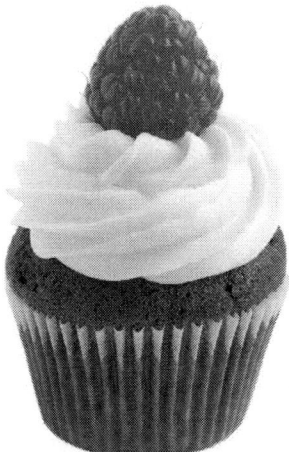

Zimt-Pfannkuchen

Nährwerte pro Portion: 580 kcal, 6 g Eiweiß, 33 g Fett, 64 g Kohlenhydrate

Zutaten für 4 Portionen:

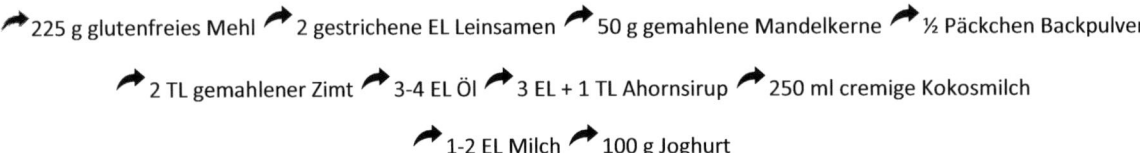

225 g glutenfreies Mehl   2 gestrichene EL Leinsamen   50 g gemahlene Mandelkerne   ½ Päckchen Backpulver

2 TL gemahlener Zimt   3-4 EL Öl   3 EL + 1 TL Ahornsirup   250 ml cremige Kokosmilch

1-2 EL Milch   100 g Joghurt

Zubereitung:

Die Leinsamen so fein wie möglich mahlen. Drei Esslöffel Wasser dazugeben und quellen lassen. Backpulver, Zimt, Mandeln und Mehl vermischen. Anschließend die gequollenen Leinsamen, drei Esslöffel Ahornsirup, die Kokosmilch und einen Esslöffel Öl unterrühren. Den Teig für etwa eine halbe Stunde ziehen lassen. In einer Pfanne Öl erhitzen. Dann nacheinander 12 dicke kleine Pfannkuchen für je 2 Minuten von beiden Seiten braten. Joghurt, Milch und einen Teelöffel Ahornsirup verrühren und zusammen mit den Pfannkuchen verzehren.

Mandelmilchreis mit Obstsalat

Nährwerte pro Portion: 350 kcal, 9 g Fett, 7 g Eiweiß, 61 g Kohlenhydrate

Zutaten für 4 Portionen:

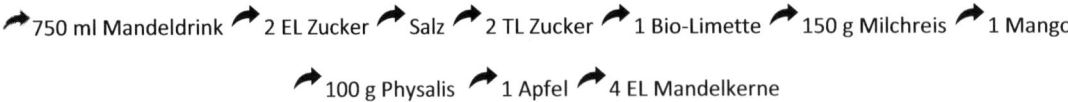

750 ml Mandeldrink   2 EL Zucker   Salz   2 TL Zucker   1 Bio-Limette   150 g Milchreis   1 Mango

100 g Physalis   1 Apfel   4 EL Mandelkerne

Zubereitung:

Den Milchreis nach Packungsanweisung in der Mandelmilch aufkochen. Zwei Esslöffel Zucker zugeben. Ist der Reis weich, muss der Milchreis vom Herd genommen werden und auskühlen.

Als Nächstes den Obstsalat zubereiten. Die Limette gut abwaschen und die Schale mit einer feinen Küchenreibe abreiben. Den Saft auspressen. Die Mango schälen und in mittelgroße Stücke schneiden, den Apfel ebenfalls in mundgerechte Stücke schneiden, die Physalis halbieren. Alles vermischen und mit der Limettenschale, dem Limettensaft und einem Teelöffel Zucker mischen.

Die Mandeln hacken und in einer Pfanne ohne Öl rösten. Einen Teelöffel Zucker dazugeben und karamellisieren lassen, dann vom Herd nehmen.

Den Milchreis mit dem Obstsalat und den Mandeln garnieren.

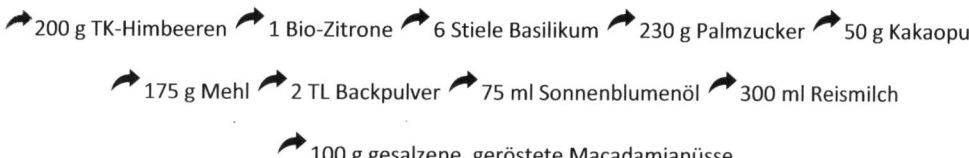

Selfmade-Himbeereis mit Macadamia-Brownie

Nährwerte pro Portion: 260 kcal, 3 g Eiweiß, 10 g Fett, 42 g Kohlenhydrate

Zutaten für 4 Portionen:

200 g TK-Himbeeren   1 Bio-Zitrone   6 Stiele Basilikum   230 g Palmzucker   50 g Kakaopulver

175 g Mehl   2 TL Backpulver   75 ml Sonnenblumenöl   300 ml Reismilch

100 g gesalzene, geröstete Macadamianüsse

Zubereitung:

Die Himbeeren antauen lassen. Das Basilikum gründlich waschen und die Blättchen abzupfen und hacken.

Die Zitrone mit heißem Wasser waschen und die Schale mit einer feinen Küchenraspel abraspeln.

80 Gramm Zucker mit den Himbeeren zusammen pürieren. Die Zitronenschale und das Basilikum hineingeben und gut umrühren. Das Eis für vier Stunden einfrieren.

Backpulver, Kakaopulver und Mehl mischen, danach Öl, den Reisdrink und 150 g Zucker dazugeben und mit einem Handrührgerät zu einem glatten Teig verarbeiten. Die Nüsse unterrühren und den Teig in eine gefettete Backform geben.

Die Brownies im vorgeheizten Backofen bei 150 Grad Umluft für 25 Minuten backen lassen. Anschließend in der Form auskühlen lassen und in 18 Teile schneiden.

Je ein Stück Brownie mit einer Kugel Eis verzehren.

"Bananeneis" am Stiel

Nährwerte pro Portion: 90 kcal, 2 g Eiweiß, 7 g Fett, 4 g Kohlenhydrate

Zutaten für 8 Portionen:

2 Bananen ⟶ 15 g Kokosöl ⟶ 60 g Zartbitterkuvertüre ⟶ 8 Eisstiele ⟶ 40 g gesalzene geröstete Erdnusskerne

Zubereitung:

Die Bananen pellen und vierteln. Anschließend die Eisstiele in je ein Stück Banane stecken und für eine Stunde in den Gefrierschrank geben.

Die Kuvertüre hacken und zusammen mit dem Kokosöl schmelzen. Verrühren und für etwa eine Stunde beiseitestellen. In der Zwischenzeit die Erdnüsse klein hacken.

Die Bananen aus der Truhe nehmen und bis zur Hälfte in die Schokoglasur geben. Danach die Erdnüsse darüber sprenkeln und weitere zehn Minuten einfrieren.

Geröstete Kichererbsen

Nährwerte pro Portion: 210 kcal, 18 g Kohlenhydrate, 7 g Eiweiß, 12 g Fett

Zutaten für drei Portionen:

240 g Kichererbsen ⟶ 1 kleine rote Chilischote ⟶ 2 EL Olivenöl, hitzebeständig ⟶ 1 TL Currypulver ⟶ 2-3 Rosmarinzweige

1 TL Paprikapulver, scharf ⟶ 2 TL Kristallsalz

Zubereitung:

Den Backofen vorheizen auf 180 Grad Umluft. Ein Backblech mit Backpapier auslegen und beiseitestellen.

Die Kichererbsen in ein Sieb geben, gut abspülen und mit Küchenkrepp trocknen. Die Chilischote waschen, wenn gewünscht entkernen, und in kleine Stücke schneiden. Die Rosmarinzweige ebenfalls waschen, trocken schütteln, die Nadeln vom Strunk trennen und hacken.

Alle Zutaten in eine Schüssel geben und gut vermengen, dann auf das Backblech geben und eine halbe Stunde lang im Ofen backen.

Schoko-Banane-Eistorte

Nährwerte pro Portion: 320 kcal, 6 g Eiweiß, 20 g Fett, 26 g Kohlenhydrate

Zutaten für 12 Portionen:

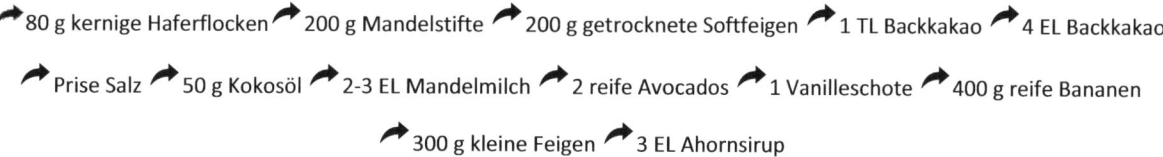

→ 80 g kernige Haferflocken → 200 g Mandelstifte → 200 g getrocknete Softfeigen → 1 TL Backkakao → 4 EL Backkakao

→ Prise Salz → 50 g Kokosöl → 2-3 EL Mandelmilch → 2 reife Avocados → 1 Vanilleschote → 400 g reife Bananen

→ 300 g kleine Feigen → 3 EL Ahornsirup

Zubereitung:

Zunächst die Creme vorbereiten. Dafür 100 g der Mandelstifte in lauwarmem Wasser eine halbe Stunde lang einweichen lassen.

Eine Springform mit Backpapier auslegen oder einfetten. Zur Herstellung des Bodens werden die Haferflocken und 100 Gramm Mandeln fein gemahlen, beispielsweise im Standmixer. Die Feigen klein schneiden und mit dem Haferflockenmehl, einer Prise Salz und zwei Esslöffeln Kakao pürieren. Wann immer notwendig, etwas Mandelmilch dazugeben.

Das Kokosöl in der Mikrowelle schmelzen. Die Mandeln aus dem Wasser nehmen und die Avocados längs halbieren, den Kern entfernen und das Fruchtfleisch mit einem Löffel von der Schale trennen. Die Bananen schälen und zerbrechen. Die Mandeln müssen mit einem Stabmixer püriert werden. Dann müssen drei Esslöffel Sirup, Kokosöl, Vanillemark, zwei Esslöffel Kakao, die Bananen sowie die Avocado dazugegeben und mit vermixt werden.

Die Schokocreme auf dem Feigenboden verteilen und für drei Stunden abgedeckt einfrieren.

Vor dem Servieren einen Teelöffel Kakaopulver darüber sieben.

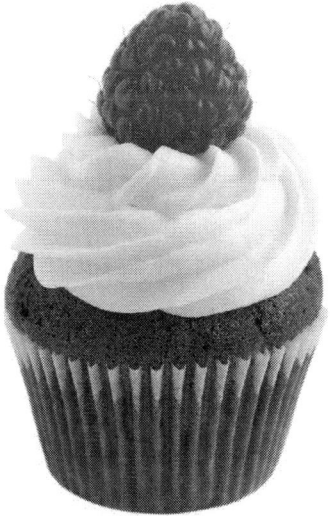

Erdbeer-Kokos-Torte

Nährwerte pro Portion: 250 kcal, 3 g Eiweiß, 17 g Fett, 20 g Kohlenhydrate

Zutaten für 8 Portionen:

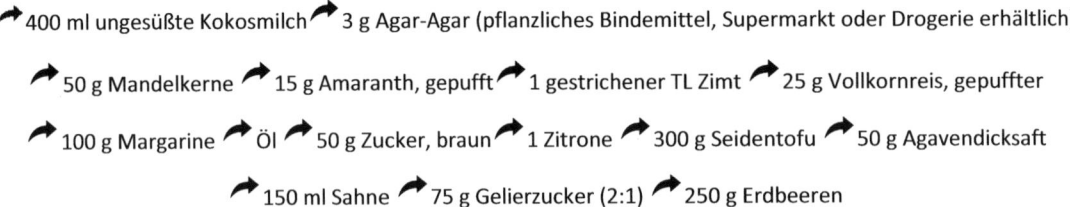

400 ml ungesüßte Kokosmilch ✐ 3 g Agar-Agar (pflanzliches Bindemittel, Supermarkt oder Drogerie erhältlich)

50 g Mandelkerne ✐ 15 g Amaranth, gepufft ✐ 1 gestrichener TL Zimt ✐ 25 g Vollkornreis, gepuffter

100 g Margarine ✐ Öl ✐ 50 g Zucker, braun ✐ 1 Zitrone ✐ 300 g Seidentofu ✐ 50 g Agavendicksaft

150 ml Sahne ✐ 75 g Gelierzucker (2:1) ✐ 250 g Erdbeeren

Zubereitung:

Kokosmilch und Agar-Agar vermengen und eine Nacht ziehen lassen. Am nächsten Tag aufkochen, für eine halbe Stunde abkühlen lassen und 45 Minuten lang kaltstellen.

Für den Tortenboden die Mandeln hacken und in einer Pfanne ohne Öl anrösten. Zimt, Reis und Amaranth in eine Schüssel geben und die Mandelsplitter untermischen. Zucker mit der Margarine unter ständigem Rühren aufkochen und den Mandelmix dazugeben.

Eine Springform mit einem Durchmesser von 20 Zentimetern am Boden einfetten, den Mandelmix hineingeben, glatt streichen und für eine halbe Stunde kühlen.

Die Zitrone gut abspülen und mit einer feinen Küchenreibe die Schale raspeln. Eine Zitronenhälfte auspressen und mit einem Esslöffel Saft, dem Tofu, dem Agavendicksaft und der geraspelten Schale vermengen. Geliert die Kokosmilch leicht, kann die Tofucreme untergerührt werden.

Sahne mit einem Handrührgerät steif schlagen und ebenfalls unterheben. Im Anschluss die Kokoscreme auf den Tortenboden geben und über Nacht kaltstellen.

Um die Erdbeerkonfitüre herzustellen, die Erdbeeren gründlich säubern und pürieren, 150 Gramm des Erdbeerpürees mit einem Esslöffel Zitronensaft und dem Gelierzucker aufkochen, für drei Minuten köcheln lassen und danach zehn Minuten auskühlen lassen. Das restliche Erdbeerpüree dazugeben, verrühren und auf der Torte verteilen. Für eine weitere Stunde kaltstellen.

Maracuja-Minz-Sorbet

Nährwerte pro Portion: 180 kcal, 2 g Eiweiß, 1 g Fett, 43 g Kohlenhydrate

Zutaten für 4 Portionen:

➤ 6 große Maracujas ➤ 125 g Zucker ➤ 225 ml Orangensaft ➤ 4 Stiele Minze

Zubereitung:

Zucker und 125 ml Wasser aufkochen und köcheln lassen, bis sich der gesamte Zucker gelöst hat. Im Anschluss kalt werden lassen und in den Kühlschrank stellen.

Die Maracujas aufschneiden und mit einem Löffel das Fruchtfleisch heraustrennen. Die Minze gut waschen, trocknen und die Blätter lösen. Das Maracujafleisch, die Minze und den Orangensaft im Mixer vermengen, bis die Minze fein zerkleinert ist, durch ein Sieb geben und den Saft für 30 Minuten kühlen.

Den Saft mit dem Sirup vermengen und in den Gefrierschrank stellen. Alle halbe Stunde gut umrühren und wieder zurück stellen. Dies solange wiederholen, bis sich eine von Ihnen präferierte Konsistenz ergibt.

Mango-Kiwi-Bowl

Nährwerte pro Portion: 270 kcal, 5 g Eiweiß, 49 g Kohlenhydrate, 5 g Fett

Zutaten für 4 Portionen:

➤ 4 Mangos ➤ 2 EL Mandelmus ➤ 4 Orangen ➤ 2 Kiwis ➤ 1 EL Chiasamen ➤ 2 EL Pistazien

Zubereitung:

Die Mangos schälen und klein schneiden. Die Orangen ebenfalls schälen und in mundgerechte Stücke zerkleinern. Beides gemeinsam mit dem Mandelmus mixen, bis sich eine glatte Konsistenz ergibt. Danach im Kühlschrank ruhen lassen.

In der Zwischenzeit die Kiwis gut schälen und Scheiben daraus schneiden. An den Wänden einer Glasschüssel verteilen. Die Pistazien hacken.

Die Mango-Orangen-Mischung in die Schale füllen und mit Chiasamen und Pistazien toppen.

Herzhafte Waffel-Häppchen

Nährwerte pro Stück: 31 kcal, 4 g Kohlenhydrate, 1 g Fett, 2 g Eiweiß

Zutaten für 20 Stück:

40 g Hartkäse, Halbfettstufe → 1 Stück Zwiebel → 40 g Putenbrust-Aufschnitt → 1 Stück Apfel → 1 geh. TL Backpulver

90 g Weizenmehl Type 405 → 1 EL gehackte Petersilie → ½ EL Rapsöl → 80 g Buttermilch → 1 Ei → Salz, Pfeffer

Zubereitung:

Den Apfel, die Zwiebel, die Putenbrust und den Käse in kleine Würfel schneiden. Zusammen mit der Petersilie, dem Backpulver und dem Mehl verrühren.

In einer zweiten Schüssel Ei, Öl und Buttermilch aufschlagen und mit den Zutaten aus der ersten Schüssel mischen.

Salzen und pfeffern.

Den Teig etwa eine Viertelstunde ruhen lassen und im Anschluss nach und nach in einem Waffeleisen backen.

Saftiger Bratapfel

Nährwerte pro Portion: 150 kcal, 2 g Eiweiß, 3 g Fett, 28 g Kohlenhydrate

Zutaten für 4 Portionen:

1 TL Zimt → 2 EL gehackte Mandeln → 4 Äpfel → 2 EL Marmelade

Zubereitung:

Den Backofen auf 180 Grad Umluft vorheizen.

Äpfel gründlich reinigen und mit einem Gehäuse-Entferner das gesamte Kerngehäuse entfernen. In einer Schüssel Zimt, Konfitüre und Mandeln mischen.

In einer Auflaufform die Äpfel nebeneinandersetzen und das Loch mit den Mandeln füllen.

Die Äpfel für 20 Minuten im Backofen lassen.

Brotaufstrich

Wer neben der großen Frühstücksauswahl noch einen leckeren Aufstrich herstellen möchte, den er zum Frühstück, zum Abendessen oder einfach zwischendurch mit einer leckeren Scheibe Brot genießen kann, der wird in diesem Kapitel sicherlich etwas für seinen Geschmack finden!

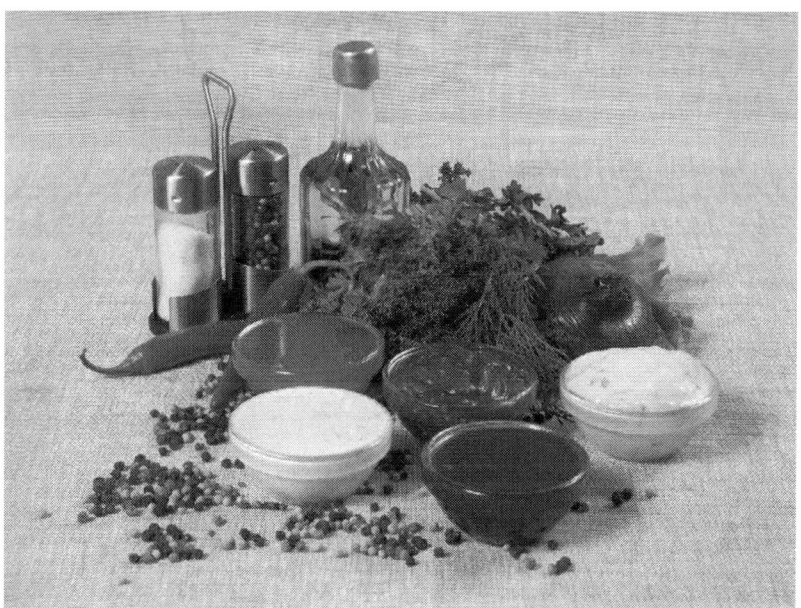

Avocado-Feta-Aufstrich

Nährwerte pro Portion: 70 kcal, 2 g Eiweiß, 6 g Fett, 3 g Kohlenhydrate

Zutaten für 4 Portionen:

➤ ½ Avocado ➤ 35 g Feta ➤ 1 Zehe Knoblauch ➤ 1 Limette ➤ Pfeffer ➤ Salz

Zubereitung:

Die Avocado durchschneiden, den Kern entfernen, das Innere heraustrennen und mit einer Gabel zerdrücken. Eine Limette und die Knoblauchzehe darüber auspressen und den Feta darüber zerbröseln.

Alles gut vermengen und zu einer cremigen Masse verarbeiten. Im Anschluss nach Belieben mit Salz und Pfeffer würzen.

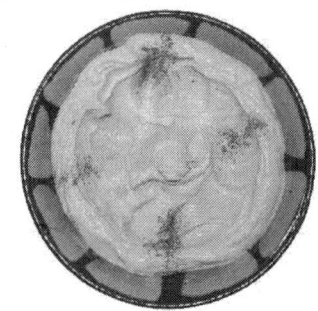

Oliven-Aufstrich

Nährwerte pro Portion: 50 kcal, 1 g Eiweiß, 4 g Fett, 1 g Kohlenhydrate

Zutaten für 16 Portionen:

➤ ½ Zehe Knoblauch ➤ 100 g grüne entsteinte Oliven ➤ 50 g gemahlene Mandeln ➤ 1 EL gehackte Petersilie

➤ 35 ml Olivenöl ➤ Pfeffer ➤ Salz

Zubereitung:

Knoblauch schälen und mit den Oliven mixen. Die restlichen Zutaten hinzufügen, noch einmal kurz mixen und verrühren, bis alles gleichmäßig verteilt ist.

Schoko-Creme

Nährwerte pro Portion: 133 kcal, 10 g Fett, 6 g Kohlenhydrate, 5 g Eiweiß

Zutaten (für 10 Portionen):

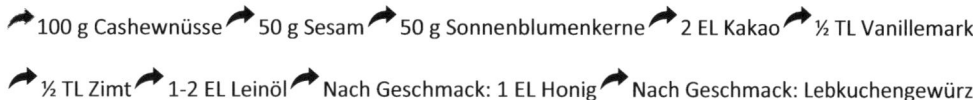

100 g Cashewnüsse 50 g Sesam 50 g Sonnenblumenkerne 2 EL Kakao ½ TL Vanillemark

½ TL Zimt 1-2 EL Leinöl Nach Geschmack: 1 EL Honig Nach Geschmack: Lebkuchengewürz

Zubereitung:

Alle Körner sehr fein mahlen oder mixen, danach mit den Gewürzen und dem Kakao mischen. Das Leinöl unterrühren, solange, bis eine cremige Konsistenz entsteht.

Kräuter-Ei-Frischkäse

Nährwerte pro Portion (inklusive Vollkornbrötchen!): 330 kcal, 27 g Eiweiß, 10 g Fett, 30 g Kohlenhydrate

Zutaten für 4 Portionen:

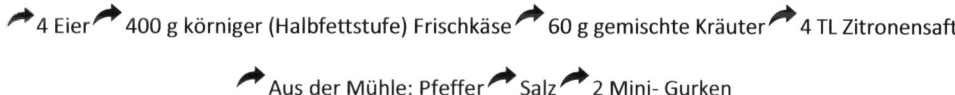

4 Eier 400 g körniger (Halbfettstufe) Frischkäse 60 g gemischte Kräuter 4 TL Zitronensaft

Aus der Mühle: Pfeffer Salz 2 Mini- Gurken

Zubereitung:

Die Eier hart kochen, abschrecken und pellen. In feine Stücke hacken und beiseitestellen.

Die Kräuter waschen und trocken schütteln. Blätter abzupfen, klein hacken und zusammen mit dem Ei unter den Frischkäse mischen. Mit Zitrone, Pfeffer und Salz abschmecken.

Zuletzt die Gurke gründlich waschen und fein würfeln. Ebenfalls unterrühren.

Himbeer-Vanille-Marmelade

Nährwerte pro Glas: 570 Kalorien, 6 g Eiweiß, 1 g Fett, 145 g Kohlenhydrate

Zutaten für ein Glas:

➤ ¼ kg Himbeeren ➤ ¼ Vanilleschote ➤ 125 g Gelierzucker (2:1)

Zubereitung:

Die Himbeeren gut waschen, mit dem Zucker und dem Vanillemark vermengen und aufkochen.

Sobald die Masse kocht, für etwa drei Minuten köcheln lassen und anschließend in ein verschließbares Glas füllen.

Hummus

Nährwerte pro Portion: 165 kcal, 5 g Eiweiß, 8 g Fett, 17g Kohlenhydrate

Zutaten für 5 Portionen:

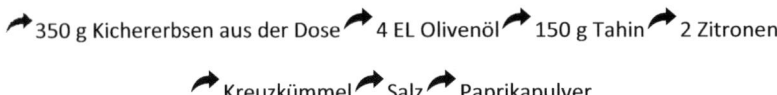

➤ 350 g Kichererbsen aus der Dose ➤ 4 EL Olivenöl ➤ 150 g Tahin ➤ 2 Zitronen

➤ Kreuzkümmel ➤ Salz ➤ Paprikapulver

Zubereitung:

Die Kichererbsen in ein Sieb gießen und gut abwaschen. Im Anschluss zusammen mit drei Esslöffeln Olivenöl und dem Tahin in ein Gefäß geben. Zwei Zitronen auspressen und den Saft ebenfalls zu den Kichererbsen geben. Mit dem Pürierstab zu einer glatten Masse mixen und ein wenig Salz dazu geben.

In ein Glas oder auf einen flachen Teller geben und einen Esslöffel Olivenöl darüber geben.

Paprika-Linsen-Brotaufstrich

Nährwerte pro Portion: 108 kcal, 5 g Eiweiß 5 g Fett, 10 g Kohlenhydrate

Zutaten für ein Glas:

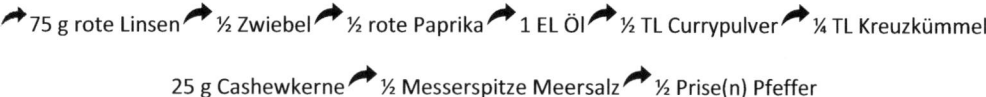

75 g rote Linsen ½ Zwiebel ½ rote Paprika 1 EL Öl ½ TL Currypulver ¼ TL Kreuzkümmel

25 g Cashewkerne ½ Messerspitze Meersalz ½ Prise(n) Pfeffer

Zubereitung:

Die Linsen entsprechend der Packungsanweisung kochen, anschließend abgießen. Paprika gründlich waschen und würfeln, die Zwiebel ebenfalls würfeln und beides in etwas Öl anbraten. Mit Curry und Kreuzkümmel würzen.

Die Linsen, Cashewkerne und das Gemüse anschließend mit einem Mixer oder einem Pürierstab pürieren, salzen und pfeffern.

Guacamole

Nährwerte pro Portion: 281 kcal, 16 g Kohlenhydrate, 4 g Eiweiß, 12 g Fett

Zutaten für 4 Portionen:

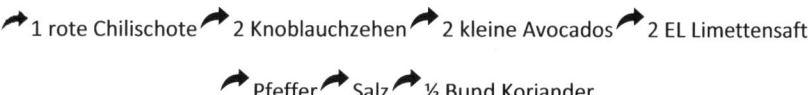

1 rote Chilischote 2 Knoblauchzehen 2 kleine Avocados 2 EL Limettensaft

Pfeffer Salz ½ Bund Koriander

Zubereitung:

Die Chilischote der Länge nach aufschneiden, die Kerne entfernen und die Schote in feine Stücke hacken. Die Avocados halbieren, die Kerne entfernen und das Fruchtfleisch von der Schale trennen. Den Knoblauch häuten und sehr fein zerhacken.

Das Avocadofleisch zerdrücken und mit dem Zitronensaft, der Chili und dem Knoblauch verrühren. Mit Salz und Pfeffer würzen.

Die Blätter vom Koriander abzupfen, waschen und unter die Guacamole mischen.

Beerige Chia-Marmelade

Nährwerte pro Portion: 65 kcal, 1 g Eiweiß, 4 g Fett, 14 g Kohlenhydrate

Zutaten für 1 Glas:

➤ 65 g Himbeeren ➤ ½ EL Honig ➤ 65 g Erdbeeren ➤ ¾ EL Chiasamen

Zubereitung:

Die Beeren gründlich waschen und pürieren.

Das Beerenmus mit den Chiasamen und dem Honig mischen und für etwa 15 Minuten ziehen lassen, sodass die Chiasamen aufquellen können.

Blaubeermarmelade

Nährwerte pro Portion: 231 kcal, 1 g Eiweiß, 1 g Fett, 50 g Kohlenhydrate

Zutaten für ein Glas:

➤ 450 g Heidelbeeren ➤ ½ Zitrone ➤ 175 g Rohrohrzucker

Zubereitung:

Die Heidelbeeren und den Zucker in einem Topf aufkochen. Die Zitronen pressen und den Saft dazu geben. Eine Viertelstunde lang bei Rühren köcheln lassen.

Anschließend in ein Glas füllen, zuschrauben und abkühlen lassen.

Curry-Butter-Aufstrich

Nährwerte pro Glas: 481 kcal, 1 g Eiweiß, 52 g Fett, 3 g Kohlenhydrate

Zutaten für ein Glas:

125 g Butter ➤ 1 Zehe Knoblauch ➤ 1 TL Currypulver ➤ Pfeffer ➤ Salz ➤ 2 EL 6 Bio-Kräuter (TK)

Zubereitung:

Die Butter weich werden lassen und in eine Schale geben. Knoblauch darüber auspressen und mit den Kräutern, Salz, Pfeffer und Currypulver vermengen.

Im Kühlschrank wieder fest werden lassen.

Tomatenbutter

Nährwerte pro Portion: 125 kcal, 1 g Eiweiß, 13 g Fett, 2 g Kohlenhydrate

Zutaten für 8 Portionen:

125 g Butter ➤ 5 getrocknete Tomaten in Öl ➤ 1 Knoblauchzehe ➤ 2 EL Tomatenmark

1 TL Oregano ➤ Pfeffer ➤ Salz

Zubereitung:

Die Butter aus dem Kühlschrank nehmen und bei Raumtemperatur weich werden lassen. Tomaten waschen und fein würfeln, anschließend mit einem Pürierstab pürieren.

Knoblauch über der Butter pressen und Oregano, Tomatenmark und Tomaten unterrühren. Mit Salz und Pfeffer abschmecken und im Kühlschrank wieder fest werden lassen.

Salate

Auch Salate dürfen in diesem Kochbuch nicht fehlen. Der Allrounder ist ein wichtiger Aspekt bei gesunder Ernährung und kann Ihnen helfen, Ihren Körper mit Vitaminen und den wichtigen Nährwerten zu versorgen. Egal, ob als Beilage, Mittagessen oder Abendessen: Diese Salate sind immer das Richtige!

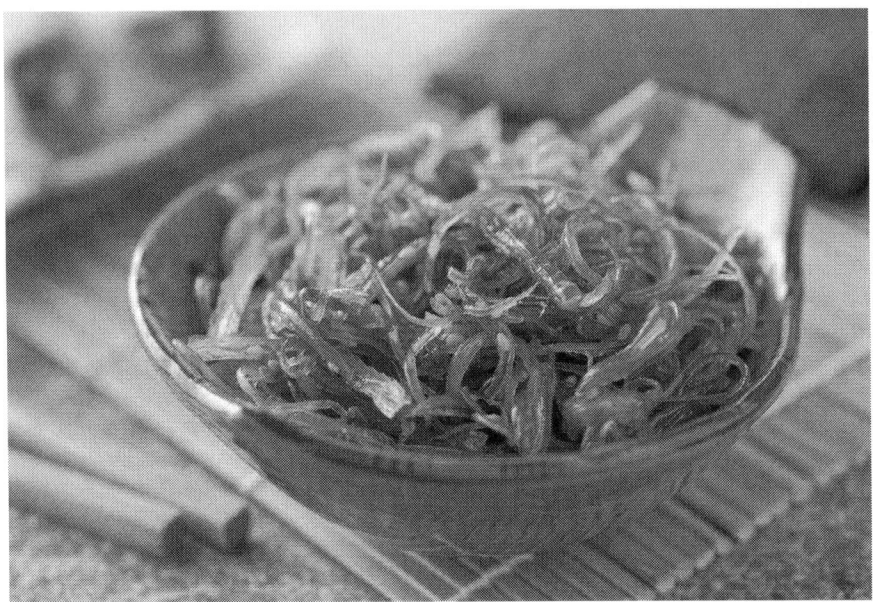

Couscous-Salat

Nährwerte pro Portion: 330 kcal, 48 g Kohlenhydrate, 9 g Eiweiß, 11 g Fett

Zutaten für 4 Portionen:

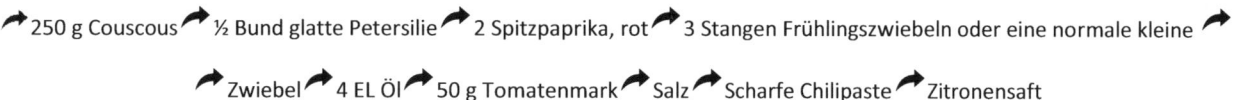

250 g Couscous ½ Bund glatte Petersilie 2 Spitzpaprika, rot 3 Stangen Frühlingszwiebeln oder eine normale kleine

Zwiebel 4 EL Öl 50 g Tomatenmark Salz Scharfe Chilipaste Zitronensaft

Zubereitung:

Couscous entsprechend der Packungsanweisung zubereiten.

Paprika fein würfeln, Frühlingszwiebeln in sehr dünne Ringe schneiden und die Petersilie fein hacken. Mit dem Öl und dem Tomatenmark vermischen, Chili, Zitronensaft und Salz dazugeben und den Couscous unterheben.

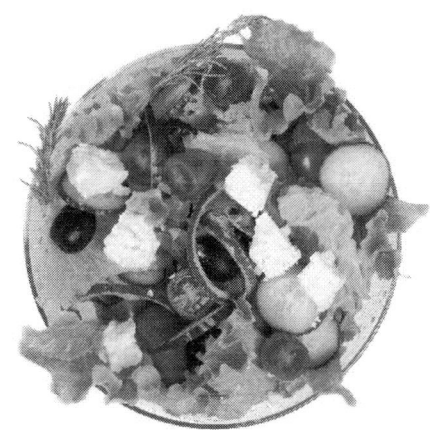

Linsen-Brokkoli-Salat

Nährwerte pro Portion: 270 kcal, 11 g Eiweiß, 17 g Fett, 16 g Kohlenhydrate

Zutaten für 2 Portionen:

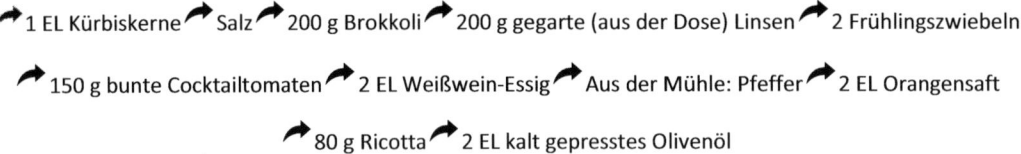

1 EL Kürbiskerne   Salz   200 g Brokkoli   200 g gegarte (aus der Dose) Linsen   2 Frühlingszwiebeln

150 g bunte Cocktailtomaten   2 EL Weißwein-Essig   Aus der Mühle: Pfeffer   2 EL Orangensaft

80 g Ricotta   2 EL kalt gepresstes Olivenöl

Zubereitung:

Die Kürbiskerne in einer Pfanne ohne Öl anrösten. Anschließend herausnehmen und auskühlen.

Der Brokkoli muss geputzt und in die Röschen unterteilt werden. Für etwa 3 Minuten in kochendes Salzwasser geben, danach in ein Sieb gießen.

Die Linsen in einem Sieb abwaschen, die Tomaten ebenfalls waschen und danach halbieren. Die Frühlingszwiebel in feine Ringe schneiden.

Um das Dressing herzustellen, müssen Pfeffer, Salz, Orangensaft und Essig vermischt und anschließend um das Öl ergänzt werden.

Die Zutaten für den Salat vermischen, das Dressing darüber geben, anschließend die Sonnenblumenkerne und den Ricotta darüber streuen.

Kohlrabi-Salat

Nährwerte pro Portion: 180 kcal, 5 g Eiweiß, 5 g Fett, 26 g Kohlenhydrate

Zutaten für 2 Portionen:

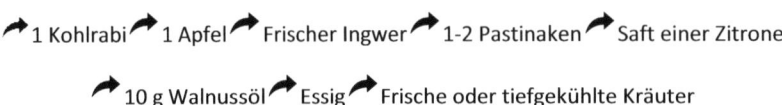

1 Kohlrabi   1 Apfel   Frischer Ingwer   1-2 Pastinaken   Saft einer Zitrone

10 g Walnussöl   Essig   Frische oder tiefgekühlte Kräuter

Zubereitung:

Kohlrabi schälen und raspeln. Ingwer schälen und fein hacken. Die Pastinaken und der Apfel müssen gründlich gewaschen, dünn geschält und grob geraspelt werden. Den Apfel mit ein wenig Zitronensaft begießen.

Die Kräuter mit Öl und Essig zu einer Vinaigrette mischen, die über den Salat gegeben wird.

Bulgursalat

Nährwerte pro Portion: 340 kcal, 6 g Eiweiß, 41 g Kohlenhydrate, 15 g Fett

Zutaten für vier Portionen:

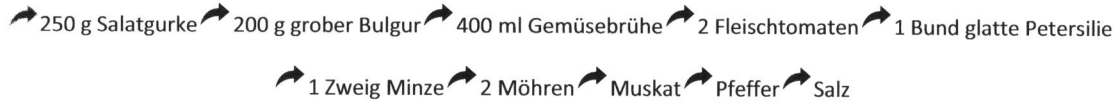

250 g Salatgurke   200 g grober Bulgur   400 ml Gemüsebrühe   2 Fleischtomaten   1 Bund glatte Petersilie

1 Zweig Minze   2 Möhren   Muskat   Pfeffer   Salz

Zubereitung:

Den Bulgur ohne Fett kurz anrösten. Danach mit der Brühe aufgießen und abgedeckt für 15 Minuten köcheln lassen. Im Anschluss vom Herd nehmen und auskühlen lassen.

Die Gurke gut waschen und fein würfeln. Die Tomaten ebenfalls waschen und würfeln. Die Möhren mithilfe einer Küchenreibe raspeln, Minze und Petersilie waschen, die Blätter vom Stiel trennen und kleiner hacken.

Den Bulgur mit den geschnittenen Zutaten vermengen und das Dressing darüber gießen.

Für das Dressing einfach die folgenden Zutaten vermengen.

Zutaten für das Dressing:

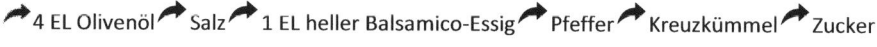

4 EL Olivenöl   Salz   1 EL heller Balsamico-Essig   Pfeffer   Kreuzkümmel   Zucker

Alle Zutaten miteinander vermischen.

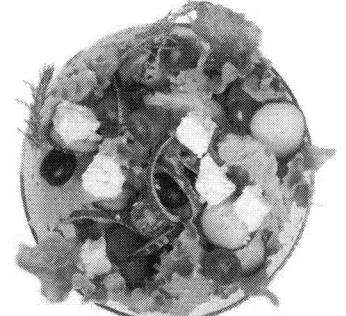

Bohnensalat

Nährwerte pro Portion: 210 kcal, 11 g Fett, 7 g Eiweiß, 15 g Kohlenhydrate

Zutaten für 4 Portionen:

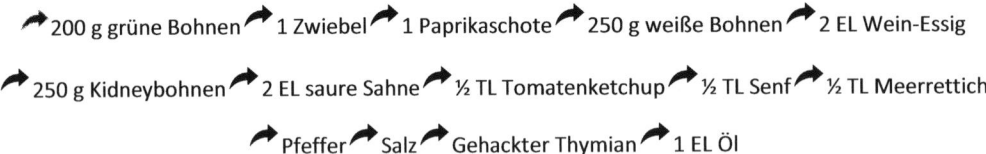

➤ 200 g grüne Bohnen ➤ 1 Zwiebel ➤ 1 Paprikaschote ➤ 250 g weiße Bohnen ➤ 2 EL Wein-Essig

➤ 250 g Kidneybohnen ➤ 2 EL saure Sahne ➤ ½ TL Tomatenketchup ➤ ½ TL Senf ➤ ½ TL Meerrettich

➤ Pfeffer ➤ Salz ➤ Gehackter Thymian ➤ 1 EL Öl

Zubereitung:

Die grünen Bohnen waschen und für acht Minuten in Salzwasser garen. Im Anschluss abgießen, kalt werden lassen und in eine Salatschüssel geben.

In der Zwischenzeit die Zwiebel pellen und in feine Ringe schneiden. Paprika der Länge nach halbieren, die Kerne entfernen und würfeln. Die beiden anderen Bohnenarten abtropfen lassen und alle Zutaten zu den grünen Bohnen geben.

Das Dressing wird aus Thymian, Öl, Meerrettich, Ketchup, Senf, saurer Sahne und Essig hergestellt. Mit Salz und Pfeffer würzen und über den Salat geben.

Geflügelsalat

Nährwerte (pro Portion): 177 kcal, 21,5 g Eiweiß, 5,8 g Fett, 9 g Kohlenhydrate

Zutaten für 8 Portionen:

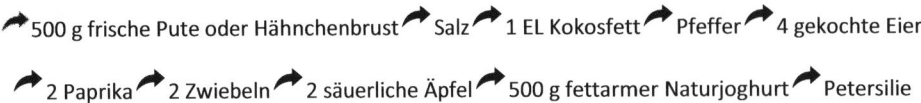

➤ 500 g frische Pute oder Hähnchenbrust ➤ Salz ➤ 1 EL Kokosfett ➤ Pfeffer ➤ 4 gekochte Eier

➤ 2 Paprika ➤ 2 Zwiebeln ➤ 2 säuerliche Äpfel ➤ 500 g fettarmer Naturjoghurt ➤ Petersilie

Zubereitung:

Das Geflügel muss gewaschen und grob gewürfelt werden. Anschließend muss es im Kokosöl angebraten werden, bis es goldbraun wird. In einer Schüssel mit Pfeffer und Salz würzen.

Die gekochten Eier abpellen, Zwiebeln schälen, Paprika und Äpfel gut waschen. Alles in mundgerechte Stücke schneiden und zu dem Hähnchen geben. Petersilie fein hacken, mit dem Joghurt mischen und über den Salat geben, danach alles verrühren.

Feldsalat mit Ziegenkäse

Nährwerte pro Portion: 270 kcal, 6 g Eiweiß, 18 g Fett, 16 g Kohlenhydrate

Zutaten für 2 Portionen:

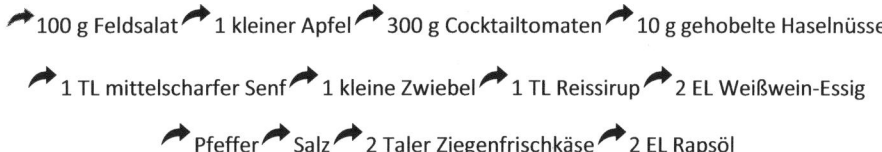

100 g Feldsalat 1 kleiner Apfel 300 g Cocktailtomaten 10 g gehobelte Haselnüsse

1 TL mittelscharfer Senf 1 kleine Zwiebel 1 TL Reissirup 2 EL Weißwein-Essig

Pfeffer Salz 2 Taler Ziegenfrischkäse 2 EL Rapsöl

Zubereitung:

Backpapier auf ein Backblech legen und den Backofen vorheizen.

Feldsalat waschen und trockenschleudern. Tomaten ebenfalls waschen und je nach Größe vierteln oder halbieren. Den Apfel gut waschen, vierteln, das Kerngehäuse entfernen, und aus den Vierteln dünne Scheiben schneiden.

In einer Pfanne die Haselnüsse ohne Öl anrösten. Werden sie leicht bräunlich, vom Herd nehmen und auskühlen lassen.

Für die Sauce muss die Zwiebel geschält und in Würfel geschnitten werden. In eine Schüssel geben und mit Öl, Pfeffer, Salz Essig, Reissirup und Senf vermengen.

Den Ziegenkäse auf das Backblech legen und für vier Minuten aufbacken. In dieser Zeit den Feldsalat, die Apfelscheiben, die Tomaten und die Vinaigrette mischen. Alles auf einem Teller anrichten und mit Nüssen bestreuen.

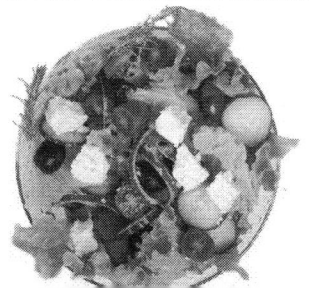

Fruchtiger Avocado-Salat

Nährwerte pro Portion: 296 kcal, 4 g Eiweiß, 21 g Fett, 15 g Kohlenhydrate

Zutaten für 4 Personen:

1 Mango ↗ 1 EL Zitronensaft ↗ 2 Avocado ↗ 250 g Rucola ↗ 350 g Cocktailtomaten

Zubereitung:

Mango schälen und würfeln. Avocadofleisch aus den Schalen trennen und ebenfalls würfeln. Mit Zitronensaft bestreichen, um Verfärbungen zu verhindern.

Tomaten gründlich waschen und je nach Größe halbieren. Den Rucola gründlich waschen.

Rucola, Tomaten, Avocado und Mango mischen und das folgende Dressing darüber geben.

Zutaten für das Dressing:

2 EL Orangensaft ↗ 2 EL Zitronensaft ↗ 1 EL Senf ↗ Pfeffer ↗ 2 EL Olivenöl

Zubereitung:

Alle Zutaten vermengen und kurz ziehen lassen.

Spargel-Linsen-Salat

Nährwerte pro Portion: 320 kcal, 17 g Eiweiß, 31 g Kohlenhydrate, 13 g Fett

Zutaten für 2 Personen:

100 g rote Linsen ↗ 500 g grüner Spargel ↗ 1 rote Zwiebel ↗ 1-2 TL scharfer Senf

2 EL weißer Balsamico-Essig ↗ Salz ↗ 2 EL Olivenöl ↗ Weißer Pfeffer ↗ 2 EL Schnittlauchröllchen

Zubereitung:

Die Endstücke des Spargels entfernen und anschließend den Spargel schälen. Für zwanzig Minuten in Salzwasser garen.

Die Linsen nach Packungsbeilage zubereiten, anschließend vom Herd nehmen und abkühlen lassen. Die Zwiebeln schälen und in feine Ringe schneiden. Spargel abgießen und in je drei Zentimeter große Stücke teilen. Die Zwiebelringe mit den Linsen und dem Spargel vermischen. Für die Vinaigrette Olivenöl, Senf und Essig vermischen. Mit Pfeffer und Salz abschmecken und unter den Salat heben. Am Ende nur noch mit dem Schnittlauch garnieren.

Linsensalat

Nährwerte: 483 kcal, 30,7 g Eiweiß, 12,9 g Fett, 59,1 g Kohlenhydrate

Zutaten für 4 Portionen:

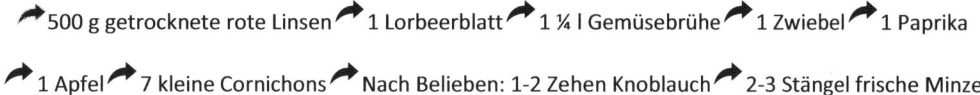

500 g getrocknete rote Linsen 1 Lorbeerblatt 1 ¼ l Gemüsebrühe 1 Zwiebel 1 Paprika

1 Apfel 7 kleine Cornichons Nach Belieben: 1-2 Zehen Knoblauch 2-3 Stängel frische Minze

Zubereitung:

Linsen mit einem Sieb gründlich abspülen. In der Gemüsebrühe mit dem Lorbeerblatt aufkochen und entsprechend der Packungsanweisung ziehen lassen. Die Linsen sollten bissfest gekocht werden.

Die Zwiebel kann währenddessen schon geschält werden. Paprika und Apfel abwaschen, die Kerne entfernen und fein würfeln.

Cornichons aus dem Glas nehmen und in kleine Stücke schneiden. Zwiebel, Paprika, Apfel und Cornichons in einer Schüssel vermengen, danach die Knoblauchzehen darüber auspressen.

Die gekochten Linsen abgießen, die Brühe jedoch nicht entsorgen. Linsen zu dem Gemüse geben und das Dressing darüber geben.

Vor dem Verzehr die Minzblätter abzupfen und über den Salat streuen.

Zutaten für das Dressing:

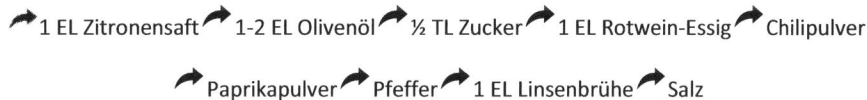

1 EL Zitronensaft 1-2 EL Olivenöl ½ TL Zucker 1 EL Rotwein-Essig Chilipulver

Paprikapulver Pfeffer 1 EL Linsenbrühe Salz

Zubereitung:

Alle Zutaten mischen. Mit den Gewürzen abschmecken und über den Salat geben.

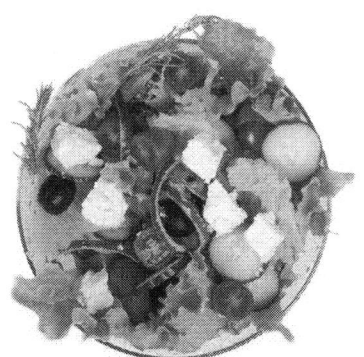

Spitzkohlsalat mit Fleischbällchen

Nährwerte pro Portion: 310 kcal, 24 g Eiweiß, 12 g Fett, 22 g Kohlenhydrate

Zutaten für zwei Portionen:

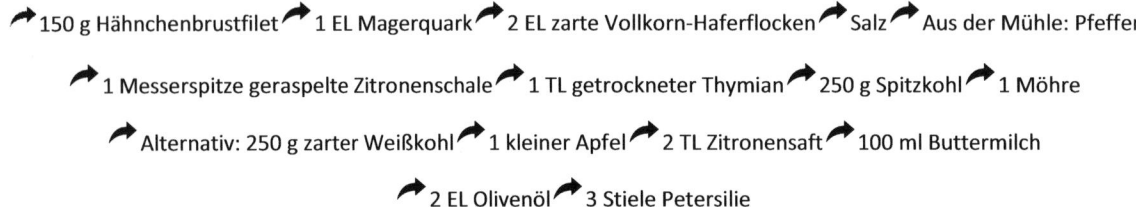

150 g Hähnchenbrustfilet   1 EL Magerquark   2 EL zarte Vollkorn-Haferflocken   Salz   Aus der Mühle: Pfeffer

1 Messerspitze geraspelte Zitronenschale   1 TL getrockneter Thymian   250 g Spitzkohl   1 Möhre

Alternativ: 250 g zarter Weißkohl   1 kleiner Apfel   2 TL Zitronensaft   100 ml Buttermilch

2 EL Olivenöl   3 Stiele Petersilie

Zubereitung:

Das Fleisch gut waschen und mit Küchenkrepp trocken tupfen. Grob zerstückeln, dann im Mixer zerkleinern. Fleisch, Quark und Flocken vermengen und mit Zitronenschale, Thymian, Pfeffer und Salz würzen. Daraus zehn gleichgroße Bällchen formen. Abgedeckt in den Kühlschrank stellen.

Die äußeren Blätter und den Strunk des Kohls entfernen. Die restlichen Blätter gut waschen und trocken schleudern. Im Anschluss grob zerreißen, mit ¼ Teelöffel Salz bestreuen und vermischen.

Die Möhre muss geputzt und geschält werden. Apfel vierteln und die Kerne entfernen. Beides grob raspeln und mit dem Spitzkohl vermengen. Buttermilch und Zitronensaft übergießen, gut mischen und mit Salz und Pfeffer würzen. Die Petersilie zerrupfen und über dem Salat verteilen.

Reisnudel-Salat

Nährwerte pro Portion: 400 kcal, 51 Kohlenhydrate, 14 g Eiweiß, 15 g Fett

Zutaten für 4 Portionen:

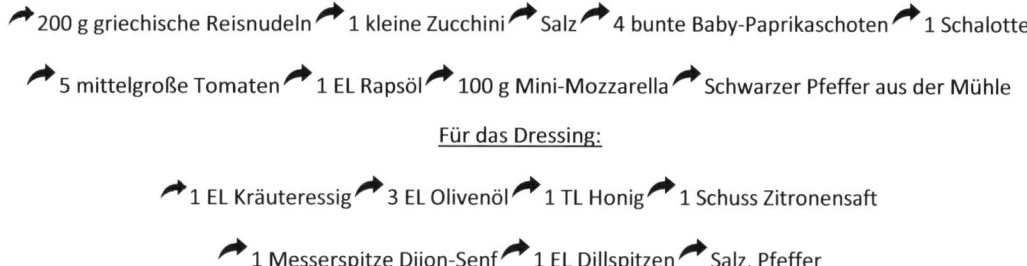

200 g griechische Reisnudeln → 1 kleine Zucchini → Salz → 4 bunte Baby-Paprikaschoten → 1 Schalotte

5 mittelgroße Tomaten → 1 EL Rapsöl → 100 g Mini-Mozzarella → Schwarzer Pfeffer aus der Mühle

<u>Für das Dressing:</u>

1 EL Kräuteressig → 3 EL Olivenöl → 1 TL Honig → 1 Schuss Zitronensaft

1 Messerspitze Dijon-Senf → 1 EL Dillspitzen → Salz, Pfeffer

Zubereitung:

Die Reisnudeln nach Packungsangabe garen.

Tomaten, Paprika und Zucchini waschen und in mundgerechte Würfel schneiden. Schalotte waschen, schälen und in feine Streifen schneiden.

In einer Pfanne Öl erhitzen und die Schalotten andünsten. Danach Zucchini, Paprika und Pfeffer dazugeben. Fängt die Zucchini an Wasser zu ziehen, können die Tomaten hinzugegeben werden.

Alle Zutaten für das Dressing verrühren.

Das Gemüse und den Mozzarella zu den Reisnudeln geben. Am Ende das Dressing darüber geben.

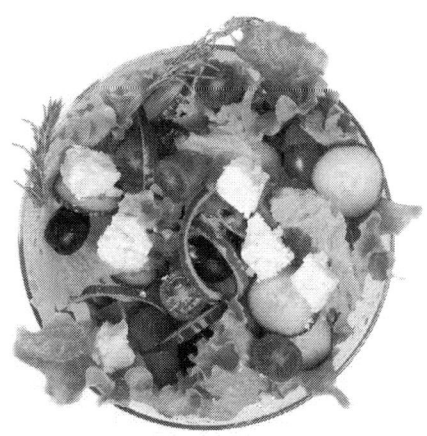

Fenchel-Radicchio-Salat

Nährwerte pro Portion: 150 kcal, 5 g Eiweiß, 12,9 g Fett, 3,7 g Kohlenhydrate

Zutaten für 4 Portionen:

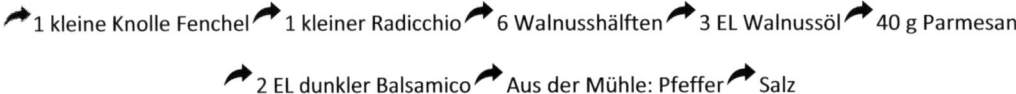

1 kleine Knolle Fenchel 1 kleiner Radicchio 6 Walnusshälften 3 EL Walnussöl 40 g Parmesan

2 EL dunkler Balsamico Aus der Mühle: Pfeffer Salz

Zubereitung:

Radicchio halbieren und den Strunk entfernen. Die Blätter in einem Sieb waschen und trocknen. In mundgerechte Streifen schneiden und in eine große Salatschüssel geben.

Fenchel waschen, halbieren und den Strunk herausschneiden. Fenchel sehr fein hacken und ebenfalls in die Schüssel geben.

Walnusshälften zersplittern und Parmesan mit einer Küchenreibe fein reiben. Beides zum Salat geben.

Für die Sauce Walnussöl, Salz und Pfeffer sowie Balsamico verrühren und ebenfalls auf dem Salat verteilen.

In einer Pfanne Öl erhitzen und die Fleischbällchen für etwa zehn Minuten rundherum braten.

Brokkoli-Salat

Nährwerte pro Portion: 224 kcal, 10 g Eiweiß, 16 g Fett, 9 g Kohlenhydrate

Zutaten für 4 Portionen:

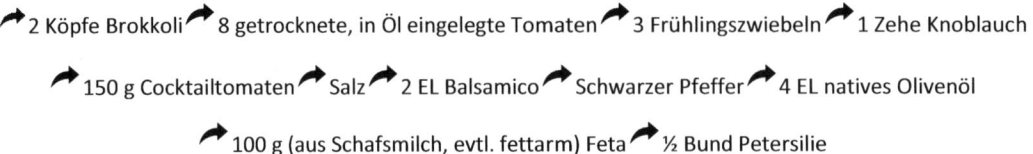

2 Köpfe Brokkoli 8 getrocknete, in Öl eingelegte Tomaten 3 Frühlingszwiebeln 1 Zehe Knoblauch

150 g Cocktailtomaten Salz 2 EL Balsamico Schwarzer Pfeffer 4 EL natives Olivenöl

100 g (aus Schafsmilch, evtl. fettarm) Feta ½ Bund Petersilie

Zubereitung:

Brokkoli gut waschen und die Röschen voneinander trennen. In kochendem Salzwasser für fünf Minuten dünsten.

Frühlingszwiebeln fein hacken und eingelegte Tomaten in feine Streifen schneiden. Knoblauch pellen und pressen. Cocktailtomaten halbieren und alles mit dem Brokkoli mischen.

Balsamico und Olivenöl darüber träufeln, salzen und pfeffern und mit der Petersilie garnieren. Zum Schluss den Feta über dem Salat zerkrümeln.

Melonen-Feta-Salat

Nährwerte pro Portion: 211 kcal, 19 g Kohlenhydrate, 11 g Fett, 8 g Eiweiß

Zutaten für 4 Portionen:

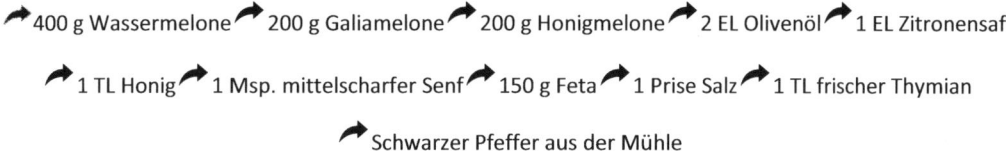

400 g Wassermelone 200 g Galiamelone 200 g Honigmelone 2 EL Olivenöl 1 EL Zitronensaft

1 TL Honig 1 Msp. mittelscharfer Senf 150 g Feta 1 Prise Salz 1 TL frischer Thymian

Schwarzer Pfeffer aus der Mühle

Zubereitung:

Alle Melonen schälen, die Kerne entfernen und mundgerechte Stücke aus dem Fruchtfleisch schneiden.

Salz, Senf, Honig, Zitronensaft und Olivenöl vermengen und über die Melone gießen.

Thymian unter die Melone mischen, Feta darüber zerbröseln lassen und den Salat mit Pfeffer bestreuen.

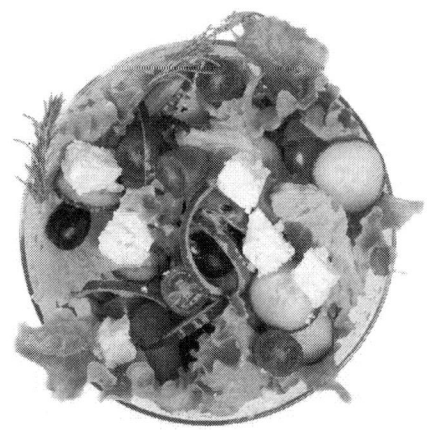

Schlusswort

Wie Sie sicherlich bemerkt haben, ist es kein Hexenwerk, seine Ernährung so umzustellen, dass rheumatische Schübe präventiv behandelt werden können. Ein paar Ergänzungen grundsätzlicher Nährstoffe, ein klein wenig Verzicht, beziehungsweise eine geringe Reduktion schädlicher Lebensmittel und Ihr Körper wird Ihnen langfristig dankbar sein!

Quellen

https://dgrh.de/Start/DGRh/Presse/Daten-und-Fakten/Rheuma-in-Zahlen.html

https://www.rheuma-liga.de/rheuma/alltag-mit-rheuma/ernaehrung/rezepte-zum-nachkochen

https://www.ndr.de/ratgeber/kochen/rezepte/rezeptdb238.html?page=4

Rechtliches und Impressum

Das Werk einschließlich aller seiner Teile ist urheberrechtlich geschützt. Jede Verwertung ist ohne schriftliche Zustimmung des Autors unzulässig. Darunter fallen auch alle Formen der elektronischen Verarbeitung. Die Wiedergabe von Gebrauchsnamen, Handelsnamen, Warenbezeichnungen usw. in diesem Werk berechtigt auch ohne besondere Kennzeichnung nicht zu der Annahme, dass solche Namen im Sinne der Warenzeichen- und Markenschutzgesetzgebung als frei zu betrachten wären und daher von jedermann benutzt werden dürfen.

© Fabienne Klein, 1. Auflage 2020
Kontakt: Anna Piok, Im Pfaffenacker 7, 56218 Mülheim- Kärlich
Selfpublisher-Service@web.de
Covergestaltung: Fiverr.com
Coverfoto: Depositphotos.com
Fotos im Buch: Lizenzen gekauft bei Depositphotos.com
Druck bei: Amazon Media EU S.á r.l., 5 Rue Plaetis, L- 2338, Luxembourg

Printed in Great Britain
by Amazon